护理技术操作流程及常见并发症处理规范

李益民　陆　骏　宁　丽　主编

ZHEJIANG UNIVERSITY PRESS
浙江大学出版社
·杭州·

图书在版编目（CIP）数据

护理技术操作流程及常见并发症处理规范 / 李益民，
陆骏，宁丽主编. —杭州：浙江大学出版社，2023.5
ISBN 978-7-308-22130-6

Ⅰ.①护… Ⅱ.①李… ②陆… ③宁… Ⅲ.①护理学
—技术操作规程 Ⅳ.①R47-65

中国版本图书馆CIP数据核字（2021）第263069号

护理技术操作流程及常见并发症处理规范

李益民　陆　骏　宁　丽　主编

责任编辑　冯其华（zupfqh@zju.edu.cn）
责任校对　沈国明
封面设计　周　灵
出版发行　浙江大学出版社
　　　　　　（杭州市天目山路148号　邮政编码：310007）
　　　　　　（网址：http://www.zjupress.com）
排　　版　浙江时代出版服务有限公司
印　　刷　浙江省邮电印刷股份有限公司
开　　本　710mm×1000mm　1/16
印　　张　22.25
字　　数　370千
版 印 次　2023年5月第1版　2023年5月第1次印刷
书　　号　ISBN 978-7-308-22130-6
定　　价　98.00元

《护理技术操作流程及常见并发症处理规范》
编委会

主　编：李益民　陆　骏　宁　丽

副主编：金建芬　沈小玲　周　临　周宁宁　孔利萍

编　委（按姓名拼音排序）：

蔡灵芝　曹　莉　凡欣欣　傅　蓉　葛玉英

韩霞萍　黄赣英　黄　培　金建芬　孔利萍

李　莉　李益民　陆　骏　陆晓虹　宁　丽

钱丽华　单丽明　沈庆飞　沈小玲　孙　莉

汤阿毛　王　莉　王莉娜　王林飞　王咏梅

吴清清　夏柳勤　谢菊艳　徐　静　徐月花

杨湘英　姚　欢　姚　洁　叶卫国　郑贝贝

周　临　周宁宁　朱明丽　诸伟红

前言

护理学作为一门实践性很强的综合性学科，其学科性质决定了临床护理人员亦或护理学专业学生必须具备相应的护理实践能力。同时，伴随着医疗保健事业及临床实践的发展，护理相关知识及技术更新的加快，临床护理工作对护理技能的灵活性、适用性等方面也提出了更高的要求。《全国护理事业发展规划（2021—2025 年）》亦再次强调坚持立足岗位、分类施策，切实提升护士临床护理服务能力，加强临床护士"三基三严"（基本理论、基本知识、基本技能，严格要求、严谨态度、严肃作风）培训，这对临床护理人员的护理技能亦提出了更高的要求。

推进我国护理事业高质量发展，提高人民群众健康水平，已是当务之急。国家卫生健康委员会为此提出了创新护理服务模式，鼓励有条件的医疗机构创新发展多元化的护理服务；支持医疗机构积极提供"互联网＋护理服务"、延续护理、上门护理等，将机构内护理服务延伸至社区和居家，为出院患者、生命终末期患者，或行动不便、高龄体弱、失能失智老年人提供便捷、专业的医疗护理服务，这也对护理人员的专业技能提出了更大的挑战。

为满足人民群众日益增长的健康需求和经济社会发展对护理事业发展的新要求，进一步提升护理品质，我们编撰了《护理技术操作流程及常见并发症处理规范》一书。本书以任务引领的模式，规范了护理人员的操作行为，旨在为临床护理人员对患者的治疗及护理提供有效的帮助。全书分为两部分：第一部分为基础篇，共有 40 项基础护理操作技术；第二部分为专科篇，共有 20 项专科护理操作技术。所选择的操作项目临床分布较广且操作频次较高，并与临床科室特色有效接轨，技术含量高，以使培养的人才能更好地与专科护理发展衔接。本书内容以护理操作技术为主线，系统介绍了操作前的准备工作、操作流程、操作后的常见并发症及其处理措施，并提供了相应的操作评分标准，有利于操作者系统、全面地掌握操作技术，从而在临床实践中为患者提供更加规范、更加科学的护理服务，让患者享受更高质量的护理服务。

本书编写者均为临床一线的护理骨干和专科护士，希望本书能为提高护理水平、提供更高质量的护理服务贡献微薄之力。由于时间有限，加之囿于学识和能力，以及医疗卫生事业的迅猛发展，核心护理技能的具体内容存在可变性、时效性，会随着护理新技术、新方法的引入而不断更新，书中难免存在差错和不足之处，恳请广大同仁批评、指正，提出建议，以便再版时修正、补遗。

本书编委会

2023 年 4 月

目录

基础篇

第 15 章 血液净化技术

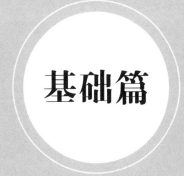

基础篇

第1章 生命体征评估与监测技术

第1节 手指血糖监测技术（血糖仪质控）

一、目 的

1. 监测患者的血糖水平，评价代谢指标，为制定治疗方案提供依据。

2. 保证血糖仪性能良好，确保患者得到准确、可靠的血糖监测结果。

二、评估内容

1. 评估患者的病情、意识状态、配合程度，以及手指处有无红肿、瘀斑、皮肤破损等情况，了解患者有无乙醇过敏史。

2. 评估患者进食的量和时间是否符合要求。

三、操作前准备

1. 仪表准备

（1）衣帽整洁，符合操作要求。

（2）仪表大方，举止端庄。

2. 环境准备

环境整洁、安静、舒适、安全，温湿度适宜。

3. 用物准备

治疗盘（乙醇棉签、棉签、污物罐、血糖仪、血糖试纸、采血针）、质控液、治疗车、免洗手消毒液、利器盒。

四、操作流程

1. 血糖仪质控技术操作流程

操作前准备：核对医嘱→清洁治疗车→规范洗手、戴口罩→用物准备→检查血糖仪的性能，必要时进行质控。

操作过程（见图 1-1-1）：检查试纸、质控液在有效期内→插入试纸开机→核查试纸与仪器号码一致、电量充足、显示屏完好、测试区外观清洁→检查或调整血糖仪显示时间→摇匀并弃去第一滴质控液，将一滴质控液滴至试纸→根据仪器说明书进行检测→判断结果是否符合质控要求（符合质控要求，仪器可使用并记录；不符合质控要求，仪器暂停使用并记录、报修）。

2. 手指血糖监测技术操作流程

手指血糖监测技术操作流程（见图 1-1-2）：将治疗车推至患者床边→核对患者身份信息，询问过敏史→做好解释→确认检测的时间是否符合血糖测定的要求→评估手指采血处有无红肿、瘀斑、皮肤破损等情况→用乙醇棉签消毒皮肤，待干→检查试纸有效期、号码→将试纸插入血糖仪→确认试纸与仪器号码一致，显示屏显示正常→准备干棉签→取采血针采血→将使用后的采血针弃于利器盒内→用试纸吸血→穿刺处用干棉签按压 1 ~ 2min →再次核查，记录并告知患者血糖值→检查穿刺处无出血，协助患者取合适体位→规范处理用物→规范洗手，记录。

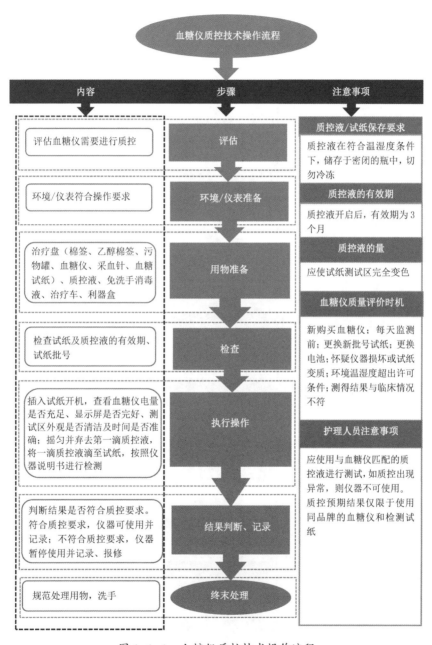

图 1-1-1 血糖仪质控技术操作流程

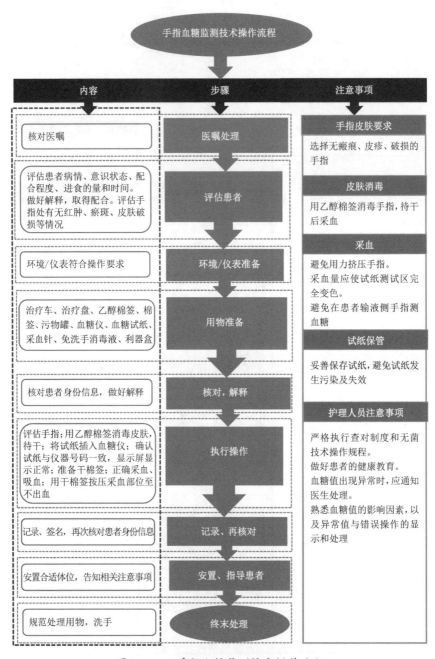

手指血糖监测技术操作流程

内容	步骤	注意事项

内容

核对医嘱

评估患者病情、意识状态、配合程度、进食的量和时间。做好解释，取得配合。评估手指处有无红肿、瘀斑、皮肤破损等情况

环境/仪表符合操作要求

治疗车、治疗盘、乙醇棉签、棉签、污物罐、血糖仪、血糖试纸、采血针、免洗手消毒液、利器盒

核对患者身份信息，做好解释

评估手指；用乙醇棉签消毒皮肤，待干；将试纸插入血糖仪；确认试纸与仪器号码一致，显示屏显示正常；准备干棉签；正确采血、吸血；用干棉签按压采血部位至不出血

记录、签名，再次核对患者身份信息

安置合适体位，告知相关注意事项

规范处理用物，洗手

步骤

医嘱处理

评估患者

环境/仪表准备

用物准备

核对，解释

执行操作

记录、再核对

安置、指导患者

终末处理

注意事项

手指皮肤要求
选择无瘢痕、皮疹、破损的手指

皮肤消毒
用乙醇棉签消毒手指，待干后采血

采血
避免用力挤压手指。
采血量应使试纸测试区完全变色。
避免在患者输液侧手指测血糖

试纸保管
妥善保存试纸，避免试纸发生污染及失效

护理人员注意事项
严格执行查对制度和无菌技术操作规程。
做好患者的健康教育。
血糖值出现异常时，应通知医生处理。
熟悉血糖值的影响因素，以及异常值与错误操作的显示和处理

图 1-1-2　手指血糖监测技术操作流程

五、常见操作并发症及处理

手指血糖监测技术常见操作并发症及处理见表 1-1-1。

表 1-1-1　手指血糖监测技术常见操作并发症及处理

序号	名称	常见原因	预防及处理措施
1	疼痛	（1）采血部位选择不当； （2）同一部位反复穿刺； （3）消毒后乙醇未待干	（1）采血针紧靠手指侧面采血，避免在指尖或指腹采血； （2）每次采血更换采血部位； （3）待乙醇干后采血； （4）评估疼痛，合理应用缓解疼痛或消除疼痛的方法
2	感染	（1）无菌操作不严格； （2）反复采血	（1）严格执行无菌技术操作规程； （2）局部感染遵医嘱处理
3	出血	（1）采血后按压时间不足； （2）采血部位没有进行轮换； （3）患者存在凝血功能障碍	（1）穿刺处用干棉签按压 1～2min； （2）采血部位合理轮换，对于有凝血功能障碍者，延长按压时间； （3）规范采血，避免用力挤血

六、评分标准

血糖仪质控技术操作评分标准见表 1-1-2，手指血糖监测技术操作评分标准见表 1-1-3。

表 1-1-2　血糖仪质控技术操作评分标准

项目	项目分值	操作要求	评分等级及分值					扣分
			A	B	C	D	E	
仪表	5	工作衣、帽、口罩穿戴整齐，符合规范	5	4	3	2	1～0	
操作前准备	30	评估环境是否清洁	5	4	3	2	1～0	
		规范洗手，戴口罩	5	4	3	2	1～0	
		环境温湿度符合要求	5	4	3	2	1～0	
		血糖仪质控时机正确	5	4	3	2	1～0	

续表

项目	项目分值	操作要求	评分等级及分值					扣分
			A	B	C	D	E	
操作前准备	30	用物准备齐全	5	4	3	2	1～0	
		检查用物、试纸、质控液的有效期	5	4	3	2	1～0	
执行操作	55	插入试纸，开机	5	4	3	2	1～0	
		血糖仪质控液与仪器相匹配	5	4	3	2	1～0	
		核查试纸与仪器号码一致	5	4	3	2	1～0	
		检查电量充足、显示屏完好、测试区外观清洁	5	4	3	2	1～0	
		检查或调整血糖仪时间至准确	5	4	3	2	1～0	
		规范摇匀质控液	5	4	3	2	1～0	
		弃去第一滴质控液	5	4	3	2	1～0	
		质控液吸取方法正确	5	4	3	2	1～0	
		按仪器说明书进行检测	5	4	3	2	1～0	
		正确辨别质控结果	5	4	3	2	1～0	
		记录，如血糖仪不符合质控要求，则暂停使用并报修	5	4	3	2	1～0	
操作后处置	5	规范处理用物，洗手，记录	5	4	3	2	1～0	
质量评价	5	关心患者，沟通良好，操作熟练、规范	5	4	3	2	1～0	
总分	100							

表 1-1-3　手指血糖监测技术操作评分标准

项目	项目分值	操作要求	评分等级及分值					扣分
			A	B	C	D	E	
仪表	5	工作衣、帽、口罩穿戴整齐，符合规范	5	4	3	2	1～0	

续表

项目	项目分值	操作要求	评分等级及分值					扣分
			A	B	C	D	E	
操作前准备	20	核对医嘱	5	4	3	2	1～0	
		清洁治疗台、治疗车，规范洗手，戴口罩	5	4	3	2	1～0	
		用物准备齐全，检查用物及其有效期	5	4	3	2	1～0	
		正确检查血糖仪的性能	5	4	3	2	1～0	
执行操作	60	正确识别患者身份信息，做好解释，询问乙醇过敏史	5	4	3	2	1～0	
		确认监测时间符合血糖测定的要求	5	4	3	2	1～0	
		评估手指采血处有无红肿、瘀斑、皮肤破损等情况	5	4	3	2	1～0	
		用乙醇棉签消毒手指，待干	5	4	3	2	1～0	
		核查试纸有效期，确保试纸号码与仪器的号码一致，准备干棉签	5	4	3	2	1～0	
		采血手法正确	5	4	3	2	1～0	
		将采血针弃于利器盒内	5	4	3	2	1～0	
		试纸吸血正确	5	4	3	2	1～0	
		穿刺处用干棉签按压 1～2min	5	4	3	2	1～0	
		再次核查，记录并告知患者血糖值	5	4	3	2	1～0	
		规范处置试纸	5	4	3	2	1～0	
		血糖值如有明显异常，应做好汇报、处理	5	4	3	2	1～0	
操作后处置	10	妥善安置患者	5	4	3	2	1～0	
		规范处理用物，洗手，记录	5	4	3	2	1～0	
质量评价	5	关心患者，沟通良好，操作熟练、规范	5	4	3	2	1～0	
总分	100							

第 2 节　生命体征测量技术

一、目　的

1. 判断体温、脉搏、呼吸、血压有无异常。

2. 动态监测体温、脉搏、呼吸、血压的变化，分析热型、伴随症状，间接判断患者循环、肺功能状况。

3. 协助诊断，为预防、治疗、康复和护理提供依据。

二、评估内容

1. 评估患者的病情、意识状态、配合程度。

2. 评估患者 30min 内有无暴露在过冷或过热环境中、剧烈运动、洗浴、吸烟、情绪激动及哭闹等情况。

三、操作前准备

1. 仪表准备

（1）衣帽整洁，符合操作要求。

（2）仪表大方，举止端庄。

2. 环境准备

环境整洁、安静、舒适、安全。

3. 用物准备

治疗车、免洗手消毒液、听诊器、血压计、耳温计、耳温套、有秒针的手表、记录单，必要时备棉球。

四、操作流程

生命体征测量技术操作流程（见图 1-2-1）：清洁治疗车→洗手，戴口罩→准备用物→携用物至床旁→核对患者身份信息→做好解释→确认患者 30min 内有无暴露在过冷或过热环境中、剧烈运动、洗浴、吸烟、情绪激动及哭闹等情况。

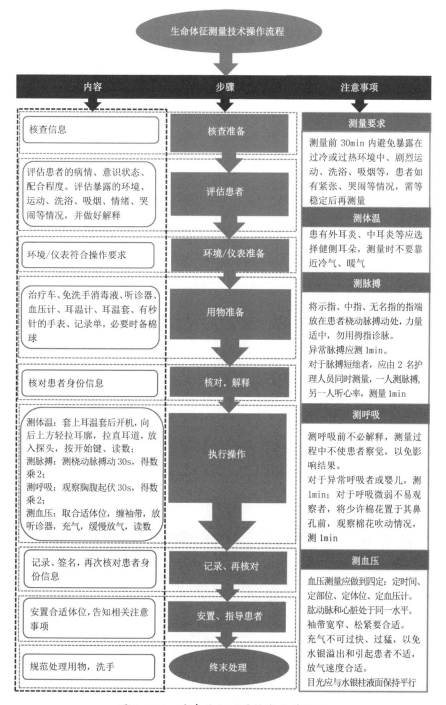

图 1-2-1　生命体征测量技术操作流程

体温测量：套上耳温套后开机→向后上方轻拉耳廓，拉直耳道→将探头轻柔放入耳道，按下开始按键后放开→等到一声长的蜂鸣音，表示测量结束→取出探头，读数并记录。

脉搏测量：将患者手臂放于舒适位置→将示指、中指、无名指的指端放在患者桡动脉搏动处→测量30s，所得数值乘2，即为脉率。

呼吸测量：测脉搏后将手仍按在诊脉部似数脉搏状→观察患者胸腹的起伏→测量30s，所得数值乘2，即为呼吸频率。

血压测量：患者取坐位或卧位，伸直肘部，手掌向上→妥善放置血压计，"0"点与肱动脉、心脏处于同一水平→打开水银槽开关→驱尽袖带空气，平整缠于患者上臂中部，下缘距肘窝2～3cm，松紧以能插入一指为宜→触摸肱动脉搏动，将听诊器胸部件紧贴肱动脉处→关闭气门，打气至肱动脉搏动音消失，再升高20～30mmHg→缓慢放气，速度以水银柱下降4mmHg/s为宜→当听到第一声搏动音时，水银柱所指刻度为收缩压→当搏动音突然变弱或消失时，水银柱所指的刻度为舒张压→驱尽袖带内余气→整理袖带放入盒内→将血压计右倾45°，使水银全部回流槽内，关闭水银槽开关。

告知患者生命体征测量结果→妥善安置患者→规范处理用物→规范洗手，记录。

五、常见操作并发症及处理

生命体征测量技术常见操作并发症及处理见表1-2-1。

表1-2-1　生命体征测量技术常见操作并发症及处理

序号	名称	常见原因	预防及处理措施
1	耳道感染	耳温套重复使用	耳温套一用一换
2	耳道损伤	（1）操作不当； （2）未认真评估耳道情况	（1）操作时动作要轻柔； （2）测量前评估患者耳道情况，避免在患有外耳炎、中耳炎侧耳道测量

六、评分标准

生命体征测量技术操作评分标准见表1-2-2。

表 1-2-2　生命体征测量技术操作评分标准

项目	项目分值	操作要求	评分等级及分值					扣分
			A	B	C	D	E	
仪表	5	工作衣、帽、口罩穿戴整齐，符合规范	5	4	3	2	1～0	
操作前准备	10	清洁治疗车，规范洗手，戴口罩	5	4	3	2	1～0	
		用物准备齐全、性能良好，且放置合理	5	4	3	2	1～0	
执行操作	70	正确识别患者身份信息，做好解释	5	4	3	2	1～0	
		评估患者情况及环境是否符合测量要求	5	4	3	2	1～0	
		正确套上耳温套，拉直耳道，探头放置宜轻柔	5	4	3	2	1～0	
		耳温读数准确	5	4	3	2	1～0	
		脉率测量方法正确	5	4	3	2	1～0	
		测得脉率、心率数值准确	5	4	3	2	1～0	
		呼吸测量方法正确	5	4	3	2	1～0	
		测得呼吸数值准确	5	4	3	2	1～0	
		体位、手臂放置合适，血压计"0"点与肱动脉、心脏处于同一水平	5	4	3	2	1～0	
		袖带平整缠于测量部位，位置、松紧度合适	5	4	3	2	1～0	
		听诊器放置合适，充气至肱动脉搏动音消失，再升高 20～30mmHg	5	4	3	2	1～0	
		缓慢放气，速度以水银柱下降 4mmHg/s 为宜	5	4	3	2	1～0	
		测得收缩压、舒张压数值准确	5	4	3	2	1～0	
		驱尽袖带余气，整理袖带并平整放于盒内，将血压计右倾 45°，关闭水银槽开关	5	4	3	2	1～0	
操作后处置	10	告知患者测量结果，妥善安置患者	5	4	3	2	1～0	
		规范处理用物，洗手，记录	5	4	3	2	1～0	
质量评价	5	关心患者，沟通良好，操作熟练、规范	5	4	3	2	1～0	
总分	100							

第3节　心电监测技术

一、目　的

监测患者心率、心律、血压、血氧饱和度的变化，及时发现各种心律失常并判断患者的循环功能状态。

二、评估内容

1. 评估患者病情、意识状态、生命体征、氧疗情况、心理状态等。

2. 评估患者皮肤、指甲情况，查看患者有无涂指甲油。

3. 对于清醒患者，告知监测目的及方法，取得患者的配合。

三、操作前准备

1. 仪表准备

（1）衣帽整洁，符合操作要求。

（2）仪表大方，举止端庄。

2. 环境准备

（1）环境整洁、安静、舒适、安全。

（2）光线适中，无电磁波干扰。

3. 用物准备

治疗车、心电监护仪、导联线、合适的袖带、血氧探头、电极片、磨皮纸、接线板（根据需要准备）、生理盐水、棉签。

四、操作流程

心电监测技术操作流程（见图1-3-1）：核对医嘱→清洁治疗车，规范洗手→检查心电监护仪性能→检查导联线、袖带、血氧探头等的完整性→准备用物→规范处理用物→规范洗手。

将治疗车推到患者床边→核对患者身份信息→做好解释→用床帘遮挡，保护患者隐私→取平卧位或半卧位→将监护仪妥当放置，连接电源，开机→减少皮肤阻扰（皮肤无破损等异常，用生理盐水棉签清洁皮肤，必要时用磨皮纸去除死皮）

→连接导线与电极片，正确粘贴电极片［左臂电极（LA）：左锁骨中线锁骨下或左上肢连接躯干的部位。右臂电极（RA）：右锁骨中线锁骨下或右上肢连接躯干的部位。左腿电极（LL）：左锁骨中线第 6—7 肋间或左髋部。参照电极（RL）：右锁骨中线第 6—7 肋间或右髋部。胸部电极（V）：剑突下稍偏左或偏右］→监测血氧饱和度，评估末梢循环情况，将红外线光源对准指甲，选用指套应松紧适宜，常用示指（避开输液、测血压侧肢体，以及灰指甲；不涂指甲油，无强光照射等）→监测血压，正确放置血压计袖带（肘关节上 2～3cm 处，松紧度以能容纳一指为宜，气囊的中点对应肱动脉，袖带的气囊覆盖臂围的 80% 以上，避开输液、压迫器、PICC 等侧肢体）→选择合适的导联（常用 II 导联）→正确调整波形（振幅、清晰度）→正确选择波速（25mm/s）→调整报警范围及音量，如为起搏器植入患者，应打开起搏器监测功能→调整血氧饱和度报警范围→调节呼吸报警范围→选择血压模式（成人、儿童、新生儿）→选择测量模式［手动（MANNUAL）、自动（AUTO）和快速测试（START）］→设置报警范围（根据患者的病情、基础血压及医嘱要求）→告知相关注意事项→观察各项参数（示波是否清晰，各项参数、报警范围设置是否合理）→规范处理用物，洗手→及时记录，处理各类报警，必要时汇报医生。

注：心电监护仪报警设置参见心电监测报警设置相关规定。

五、常见操作并发症及处理

心电监测技术常见操作并发症及处理见表 1-3-1。

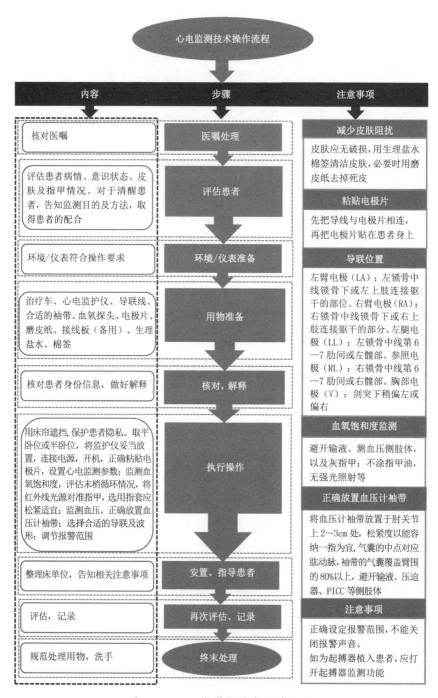

图 1-3-1　心电监测技术操作流程

表 1-3-1　心电监测技术常见操作并发症及处理

序号	名称	常见原因	预防及处理措施
1	过敏反应	(1)患者过敏体质；(2)护理人员对患者皮肤评估不到位，未及时去除电极片	(1)操作前评估患者皮肤过敏史及电极粘贴部位的皮肤情况；(2)心电监测期间穿柔软透气衣物，对于过敏体质者，使用进口电极片；(3)加强巡视、观察；(4)出现过敏反应及时更换粘贴部位，汇报医生，并遵医嘱处理；(5)去除电极片后，使用温水或中性溶液清洁皮肤
2	皮肤感染	电极片粘贴处皮肤因过敏反应出现破损，继发感染	(1)操作前评估患者电极片部位的皮肤情况。(2)使用电极片前清洁皮肤，如出现皮肤过敏及破损，立即更换粘贴部位；如出现少量细小水疱，直径＜0.5cm的，一般不予特殊处理，待其自然吸收；红肿、灼热明显伴有小水疱的，可予以湿润烧伤膏3～4次/d，以减轻症状；水疱直径≥0.5cm的，可用聚维酮碘溶液局部皮肤消毒，并用一次性注射器抽出水疱底部液体，局部外用湿润烧伤膏。(3)如水疱溃破，应注意保护创面，同时涂莫匹罗星软膏，必要时配合使用全身性抗生素
3	器械相关性压力性损伤	(1)患者长期卧床、全身营养不良、水肿、末梢循环差，以老年人较常见，特别是瘫痪患者；(2)血氧探头或血压计长期使用，未定时更换部位；(3)卧床患者使用监护仪时，导联线等受压导致	(1)充分考虑患者特点，针对每种器具存在的压力性损伤发生风险及其预防措施，做到早准备，以减少医疗护理器具相关性损伤的发生；(2)评估装置可能带来的损伤风险，尽量避免导联线、血氧探头、血压计袖带对患者局部造成压力；(3)加强皮肤整体评估，定时更换血氧探头或血压计袖带位置；(4)翻身时注意整理导联线，避免导联线受压

六、评分标准

心电监测技术操作评分标准见表 1-3-2。

表 1-3-2　心电监测技术操作评分标准

项目	项目分值	操作要求	评分等级及分值					扣分
			A	B	C	D	E	
仪表	5	工作衣、帽、口罩穿戴整齐，符合规范	5	4	3	2	1～0	
操作前准备	10	环境清洁，修剪指甲，规范洗手，戴口罩	5	4	3	2	1～0	
		备齐用物，检查一次性用物质量，评估性能良好	5	4	3	2	1～0	
执行操作	75	评估患者病情及局部情况、配合程度，心电监护仪的性能，皮肤湿冷度，以及环境情况	5	4	3	2	1～0	
		核对患者身份信息	5	4	3	2	1～0	
		告知患者心电监测的目的及配合要点	5	4	3	2	1～0	
		协助患者取适宜体位，皮肤准备符合要求	5	4	3	2	1～0	
		连接电源，打开电源开关，检查心电监护仪是否正常	5	4	3	2	1～0	
		电极粘贴正确	5	4	3	2	1～0	
		根据情况选择心电监测导联	5	4	3	2	1～0	
		调节心电图振幅、波速	5	4	3	2	1～0	
		调节心率报警范围	5	4	3	2	1～0	
		血氧探头放置正确	5	4	3	2	1～0	
		血氧饱和度报警范围设置	5	4	3	2	1～0	
		无创测压模式选择正确，袖带放置正确、松紧适宜	5	4	3	2	1～0	
		无创血压报警范围设置	5	4	3	2	1～0	
		操作后评估心电示波是否清晰、患者是否出现频率和节律异常	5	4	3	2	1～0	

项目	项目分值	操作要求	评分等级及分值					扣分
			A	B	C	D	E	
执行操作	75	检查各报警设置是否正确	5	4	3	2	1～0	
操作后处置	5	操作后告知相关注意事项并记录	5	4	3	2	1～0	
质量评价	5	关心患者，沟通良好，操作熟练，注意保暖，保护隐私	5	4	3	2	1～0	
总分	100							

第2章 冷疗技术（物理降温技术）

一、目 的

1. 减轻局部充血或出血症状，缓解疼痛，控制炎症扩散。

2. 降低体温。

3. 头部给予冰帽降温，预防脑水肿。

二、评估内容

1. 评估患者的病情、意识状态、配合程度，如需使用乙醇溶液擦浴，应评估患者有无乙醇过敏史。

2. 评估患者的体温及局部皮肤情况。

三、操作前准备

1. 仪表准备

（1）衣帽整洁，符合操作要求。

（2）仪表大方，举止端庄。

2. 环境准备

环境整洁、安静、舒适、安全。

3. 用物准备

（1）冰袋降温：治疗车、冰袋、冰块、脸盆及冷水、布套、免洗手消毒液。

（2）冷敷理疗袋降温：治疗车、预冷理疗袋、布套、免洗手消毒液。

（3）冰帽降温：治疗车、冰帽、冰块、脸盆及冷水、水桶、布巾、免洗手消毒液。

（4）乙醇溶液或温水擦浴：治疗车、大毛巾或床单、小毛巾或纱布、衣裤、免洗手消毒液、25% ～ 35% 乙醇溶液 200 ～ 300ml、32 ～ 34℃温水。

四、操作流程

物理降温技术操作流程如下（见图 2-0-1）。

（1）冰袋降温技术操作流程：核对医嘱→洗手→将小冰块放入盆内，用冷水冲去棱角→将冰块装袋至 1/2 ～ 2/3 满→排出冰袋内空气并夹紧袋口→用毛巾擦干，倒提，检查无漏水→外加布套→携用物至床旁→核对患者身份信息→做好解释→协助患者取舒适卧位→将冰袋放置于适宜部位（高热降温时，置冰袋于前额、头顶部和体表大血管流经处，如颈部两侧、腋窝、腹股沟等；扁桃体摘除术后，将冰袋置于颈前颌下；扭伤、出血等，置于患处）→再次核对→放置时间不超过 30min →评价效果与局部皮肤等情况→撤去冰袋→妥善安置患者→规范处理用物→规范洗手，记录。

（2）冷敷理疗袋降温技术操作流程：核对医嘱→洗手→查看预冷理疗袋无破损→外加布套→携用物至床旁→核对患者身份信息→做好解释→协助患者取舒适卧位→将理疗袋放置于适宜部位（高热降温时，置预冷理疗袋于前额、头顶部和体表大血管流经处，如颈部两侧、腋窝、腹股沟等；扁桃体摘除术后，将预冷理疗袋置于颈前颌下；扭伤、出血等，置于患处）→再次核对→放置时间不超过 30min →评价效果与局部皮肤等情况→撤去理疗袋→妥善安置患者，整理床单位→对理疗袋进行终末处理，并妥善放置备用→规范洗手，记录。

（3）冰帽降温技术操作流程：核对医嘱→洗手→将小冰块放入盆内，用冷水冲去棱角→将冰块装帽至 1/2 ～ 2/3 满→排出冰帽内空气并旋紧帽口，夹闭排水管→用毛巾擦干，倒提，检查无漏水→携冰帽至床旁→核对患者身份信息→做好解释→协助患者取舒适卧位→将头部置于冰帽中→后颈部、双耳廓垫海绵或软巾→将排水管放于水桶内→再次核对→放置时间不超过 30min →评价效果与局部皮肤等情况→撤去冰帽→妥善安置患者→规范处理用物→规范洗手，记录。

（4）乙醇溶液或温水擦浴技术操作流程：核对医嘱→洗手→携用物至床旁→核对患者身份信息→做好解释（如使用乙醇溶液擦浴，应确认患者无乙醇过敏史）→松床尾盖被，协助患者脱去衣裤→将大毛巾或大单垫于擦拭部位下→将小毛巾或纱布浸入温水或乙醇溶液中，拧至半干→患者取仰卧位，擦拭双上肢（①颈外侧→肩→肩上臂外侧→前臂外侧→手背；②侧胸→腋窝→上臂内侧→前臂内侧→手心）→患者取侧卧位，擦拭腰背部（颈下肩部→臀部）→穿好干净上衣→

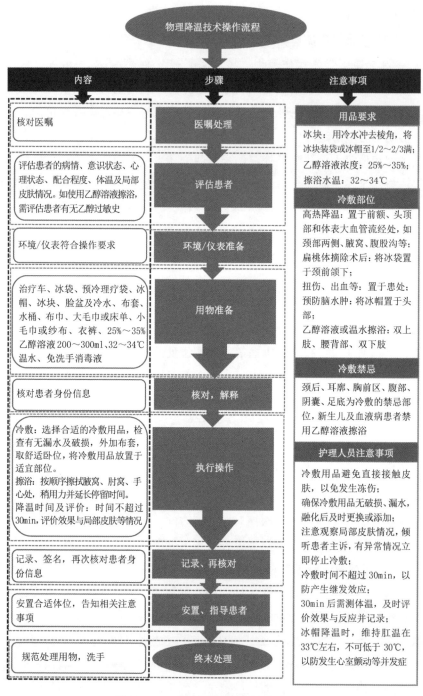

图 2-0-1 物理降温技术操作流程

患者取仰卧位，擦拭双下肢（①外侧：髂骨→下肢外侧→足背；②内侧：腹股沟→下肢内侧→内踝；③后侧：臀下→大腿后侧→腘窝→足跟）→穿好干净裤子→妥善安置患者→规范处理用物→规范洗手，记录→ 30min 后评价效果并记录。

五、常见操作并发症及处理

物理降温技术常见操作并发症及处理见表 2-0-1。

表 2-0-1　物理降温技术常见操作并发症及处理

序号	名称	常见原因	预防及处理措施
1	局部冻伤	（1）末梢循环不良，低温下维持血供的小动脉易发生痉挛； （2）冰袋温度低，持续冷敷时间过长	（1）冷敷时间每次不超过 30min，每 3 ～ 4h 冷敷一次； （2）对于血液循环障碍、冷过敏或感觉异常等患者，禁止冷敷； （3）切勿在颈后、耳廓、胸前区、腹部、阴囊、足底等部位冷敷； （4）观察局部皮肤情况，如肤色变青紫、感觉麻木，必须立即停止冷敷； （5）一旦发现局部冻伤，轻者予保暖以逐渐恢复，重者遵医嘱予以对症治疗
2	全身反应	（1）冷敷温度过低； （2）持续时间过长	（1）定时观察并询问患者，如有不适，立即停止冷敷，给予保暖等处理； （2）对于感染性休克、末梢循环不良患者，禁止冷敷，尤其对老幼患者，更应慎用
3	局部压力性损伤	（1）冰块、冰袋硬度高、有棱角，与体表接触面积小； （2）受压时间过长	（1）用冷水冲去冰块棱角，或用化学冰袋； （2）缩短冷敷时间，经常更换冷敷部位
4	化学制冷袋药液外渗损伤皮肤	化学制冷袋药液外渗	（1）使用前确保化学制冷袋完好、无渗漏； （2）出现异常情况，遵医嘱处理

六、评分标准

物理降温技术操作评分标准见表 2-0-2。

表 2-0-2 物理降温技术操作评分标准

项目	项目分值	操作要求	评分等级及分值					扣分
			A	B	C	D	E	
仪表	5	工作衣、帽、口罩穿戴整齐，符合规范	5	4	3	2	1～0	
操作前准备	10	清洁治疗车，规范洗手，戴口罩	5	4	3	2	1～0	
		用物准备齐全，性能良好，且放置合理	5	4	3	2	1～0	
操作准备	20	小冰块用冷水冲去棱角，装袋或冰帽至 1/2～2/3 满	5	4	3	2	1～0	
		排尽空气，夹紧冰袋袋口，或旋紧冰帽帽口并夹闭排水管	5	4	3	2	1～0	
		倒提，检查无漏水，用毛巾擦干	5	4	3	2	1～0	
		擦浴乙醇溶液浓度为 25%～35%，水温为 32～34℃	5	4	3	2	1～0	
执行操作	55	正确识别患者身份信息，做好解释，如使用乙醇溶液擦浴，应确认患者无乙醇过敏史	5	4	3	2	1～0	
		环境温度适宜	5	4	3	2	1～0	
		取舒适卧位	5	4	3	2	1～0	
		冰袋或理疗袋放置位置适宜	5	4	3	2	1～0	
		冰袋或理疗袋外加布套，未直接接触皮肤	5	4	3	2	1～0	
		冰帽使用方法正确，排水管放置合适	5	4	3	2	1～0	
		用冰帽降温时，后颈部、双耳廓垫海绵或软巾	5	4	3	2	1～0	
		擦浴时，毛巾或纱布湿度及擦拭顺序、手法、局部停留时间符合要求	5	4	3	2	1～0	
		擦浴时，大毛巾或大单垫于擦拭部位下，必要时更换衣裤	5	4	3	2	1～0	

项目	项目分值	操作要求	评分等级及分值					扣分
			A	B	C	D	E	
执行操作	55	冷敷时间不超过 30min	5	4	3	2	1～0	
		效果评价、局部皮肤观察到位	5	4	3	2	1～0	
操作后处置	5	妥善安置患者，规范处理用物，洗手，记录	5	4	3	2	1～0	
质量评价	5	关心患者，沟通良好，操作熟练、规范	5	4	3	2	1～0	
总分	100							

第3章 安全与舒适技术

第1节 轴线翻身技术

一、目 的

协助颅骨牵引、脊椎损伤等患者变换体位，防止发生再损伤。

二、评估内容

1. 评估患者病情、意识状态、配合程度，视患者情况确定护理人员人数。
2. 评估患者损伤及手术部位伤口情况。
3. 评估患者导管情况。

三、操作前准备

1. 仪表准备

（1）衣帽整洁，符合操作要求。

（2）仪表大方，举止端庄。

2. 环境准备

环境整洁、安静、舒适、安全。

3. 用物准备

翻身枕、软枕、颈托（备用）、沙袋（备用）、棉垫（备用）。

四、操作流程

轴线翻身技术操作流程（见图3-1-1）：评估患者病情、意识状态、配合程度，确定护理人员人数→准备合适的翻身枕、软枕，必要时备沙袋、颈托→核对患者身份信息→做好解释→检查患者各类导管。

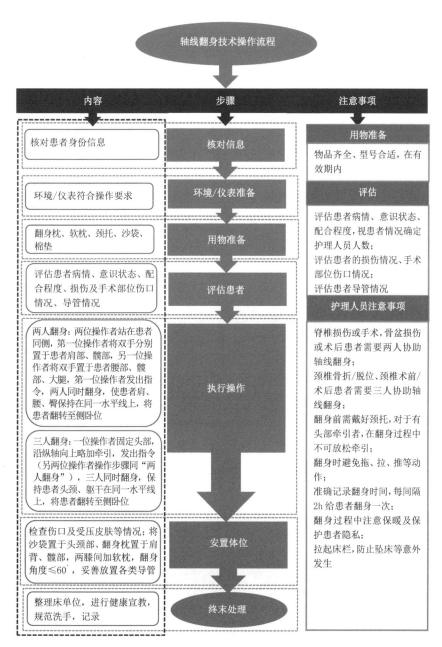

图 3-1-1 轴线翻身技术操作流程

两人翻身：两位操作者站在患者同侧，第一位操作者将双手分别置于患者肩部、髋部，另一位操作者将双手置于患者腰部、髋部、大腿→第一位操作者发出指令，两人同时翻身，使患者肩、腰、臀保持在同一水平线上，将患者翻转至侧卧位。

三人翻身：在两人翻身基础上，增加一位操作者站在患者头侧，使用头肩锁妥善固定患者头部→沿纵轴向上略加牵引→固定头部的操作者发出指令，三人同时翻身，使患者头、颈、腰、臀保持在同一水平线上，将患者翻转至侧卧位。

翻身后：检查患者伤口及受压处皮肤等情况→将沙袋置于患者（颈椎损伤患者）头颈部、翻身枕置于患者肩背部，两膝之间加软枕，使患者头部保持中立位，翻身角度≤60°→妥善安置各类导管→整理床单位→对患者和家属进行健康宣教→规范洗手，记录。

五、常见操作并发症及处理

轴线翻身技术常见操作并发症及处理见表 3-1-1。

表 3-1-1　轴线翻身技术常见操作并发症及处理

序号	名称	常见原因	预防及处理措施
1	坠床	（1）未使用床栏； （2）翻身时操作不当	（1）规范使用床栏，评估患者生命体征及病情，严密观察病情变化，及时向医生汇报； （2）按操作规范进行操作； （3）发生坠床时，按坠床急救流程进行处理； （4）及时记录坠床的时间、原因、预防及处理措施和效果，认真做好交接班
2	继发性脊髓神经损伤	（1）翻身人员不足，扭曲或旋转患者头部； （2）头颈、躯干未保持在同一水平线上	（1）评估充分，保证翻身的护理人员人数充足； （2）操作规范，严格保持躯干、头颈在同一水平线上； （3）一旦发生继发性脊髓神经损伤，立即按意外事件进行处理

序号	名称	常见原因	预防及处理措施
3	导管意外滑脱	（1）未妥善固定各类导管； （2）导管被牵拉； （3）患者突然自行翻转	（1）翻身前评估导管，妥善固定导管，避免牵拉； （2）向患者做好解释，取得其配合； （3）发生导管滑脱时，按非计划导管滑脱应急流程规范处理

六、评分标准

轴线翻身技术操作评分标准见表 3-1-2。

表 3-1-2　轴线翻身技术操作评分标准

项目	项目分值	操作要求	评分等级及分值					扣分
			A	B	C	D	E	
仪表	5	工作衣、帽、口罩穿戴整齐，符合规范	5	4	3	2	1～0	
操作前准备	10	环境清洁，规范洗手	5	4	3	2	1～0	
		用物准备齐全	5	4	3	2	1～0	
执行操作	65	核对患者身份信息	5	4	3	2	1～0	
		沟通解释	5	4	3	2	1～0	
		检查各类导管	5	4	3	2	1～0	
		评估患者意识、病情、配合情况	5	4	3	2	1～0	
		操作者位置正确	5	4	3	2	1～0	
		翻身手法正确	5	4	3	2	1～0	
		头颈、躯干保持在同一水平线上	5	4	3	2	1～0	
		检查伤口及受压处皮肤等情况	5	4	3	2	1～0	
		各软枕、翻身枕放置正确	5	4	3	2	1～0	
		翻身角度准确	5	4	3	2	1～0	
		妥善固定引流管	5	4	3	2	1～0	
		肢体保持功能位	5	4	3	2	1～0	
		操作者分工明确、配合默契	5	4	3	2	1～0	

续表

项目	项目分值	操作要求	评分等级及分值					扣分
			A	B	C	D	E	
操作后处置	10	整理床单位，妥善安置患者	5	4	3	2	1～0	
		规范处理用物，洗手，记录	5	4	3	2	1～0	
质量评价	10	注意保暖，保护患者隐私	5	4	3	2	1～0	
		操作熟练、规范	5	4	3	2	1～0	
总分	100							

第 2 节　患者约束技术

一、目　的

1. 限制可能自伤或伤及他人的患者身体或肢体的活动，以确保患者及他人安全，保证治疗与护理的顺利实施。

2. 防止小儿或高热、谵妄、躁动、昏迷及危重患者因虚弱、意识不清或其他因素发生坠床、撞伤、抓伤、拔管等意外事件，确保患者安全。

二、评估内容

1. 评估患者的病情、意识状态、肢体活动度，以及约束部位皮肤色泽、血运、温度、完整性。

2. 评估所需使用的约束用具的种类和方式。

3. 评估患者心理状态及家属的配合程度。

4. 向患者和家属解释约束的必要性、约束用具的作用及使用方法，取得其配合。

三、操作前准备

1. 仪表准备

（1）衣帽整洁，符合操作要求。

（2）仪表大方，举止端庄。

2. 环境准备

环境整洁、安静、舒适、安全，温湿度适宜。

3. 用物准备

根据病情准备合适的约束用具（如约束带、约束手套、约束衣裤等）、棉垫（数块）、保护性约束告知书、约束观察记录单。

四、操作流程

患者约束技术操作流程如下（见图 3-2-1）。

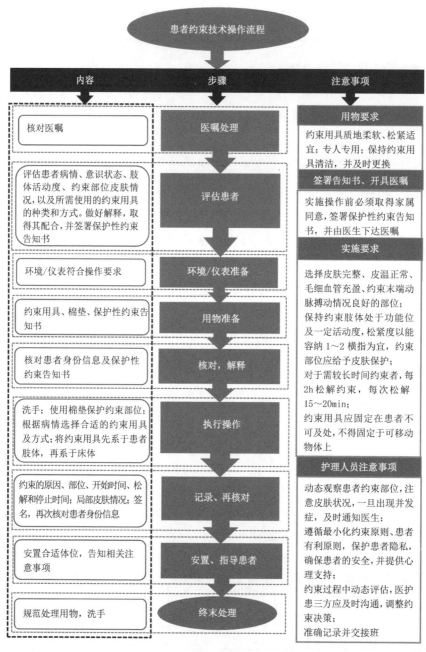

图 3-2-1　患者约束技术操作流程

肢体约束技术操作流程：核对医嘱，签署保护性约束告知书→核对患者身份信息→向患者及家属做好解释→评估患者情况→评估环境，保持温湿度适宜→注意保护患者隐私→暴露患者的腕部（踝部）→用棉垫保护→将保护带打成双套结套在棉垫外，将保护带系于两侧床缘→保持肢体功能位→松紧度适宜，以容纳 1～2 横指为原则→整理床单位→告知家属注意事项→每 2h 予放松约束15～20min→查看约束部位皮肤及血运情况，必要时给予局部按摩→做好巡视记录。

肩部约束技术操作流程：核对医嘱，签署保护性约束告知书→核对患者身份信息→向患者及家属做好解释→评估患者情况→评估环境，保持温湿度适宜→注意保护患者隐私→暴露患者双肩，双侧腋下垫棉垫→将约束带置于肩部位置，分别穿过腋下，在背部交叉后固定于床头→松紧度适宜，以容纳 1～2 横指为原则→整理床单位→告知家属注意事项→每 2h 予放松约束 15～20min→查看约束部位皮肤及血运情况，必要时给予局部按摩→做好巡视记录。

全身约束技术操作流程：核对医嘱，签署保护性约束告知书→核对患者身份信息→向患者及家属做好解释→评估患者情况→评估环境，保持温湿度适宜→注意保护患者隐私→将大单折成自患者肩部至踝部的长度，将患者置于中间→用近侧的大单紧紧包裹同侧患者手足至对侧，自腋下掖于身下，对侧大单包裹患者手臂及身体后，紧掖于患者靠护理人员一侧身下→松紧度适宜，以容纳 1～2 横指为原则→整理床单位→告知家属注意事项→每 2h 予放松约束 15～20min→查看约束部位皮肤及血运情况，必要时给予局部按摩→做好巡视记录。

五、常见操作并发症及处理

患者约束技术常见操作并发症及处理见表 3-2-1。

表 3-2-1　患者约束技术常见操作并发症及处理

序号	名称	常见原因	预防及处理措施
1	皮肤擦伤	（1）患者不配合，挣扎明显； （2）未做好约束部位相应皮肤的保护； （3）约束工具不符合要求； （4）约束部位过紧	（1）根据患者病情，尽早解除约束； （2）告知患者勿抓挠、摩擦皮肤，对于皮肤擦伤部位，用 0.5% 聚维酮碘溶液外涂，保持局部清洁、干燥； （3）若局部约束部位发生破损或溃烂，则遵医嘱换药处理

续表

序号	名称	常见原因	预防及处理措施
2	关节脱位或骨折	（1）患者不配合约束； （2）未及时评估约束部位的关节及肢体活动	（1）一旦发现异常，应充分评估约束部位的关节及肢体活动情况，并立即汇报医生； （2）交代患者及家属受伤部位暂时制动； （3）配合医生完成相关检查，并请相关科室会诊处理
3	肢体血液回流障碍	（1）约束时间过长，未定时松解、活动肢体； （2）约束部位过紧，血液回流受阻	（1）立即松解约束，活动肢体，给予局部按摩、理疗等，促进血液循环； （2）如发生局部组织坏死，遵医嘱处理； （3）密切观察局部皮肤情况并记录，动态评估治疗与护理效果，为进一步处理提供依据
4	压力性损伤	（1）约束时间过长，未定时松解、活动肢体； （2）未定时变换约束体位； （3）皮肤及床单位潮湿、不清洁	（1）松解约束或更换约束部位与方法； （2）对于皮肤未破损的受压部位，给予适当的减压处理； （3）一旦发生压力性损伤，应按分期选择相对应的护理措施
5	疼痛	约束时间过长、过紧	（1）评估疼痛发生的程度及原因，如有关节脱位或骨折等严重并发症，暂制动； （2）松解约束后，在医务人员保护下逐步活动肢体，以免产生剧烈疼痛
6	焦虑、紧张、恐惧	（1）对患者及家属解释工作不到位； （2）实施约束时态度不和蔼； （3）未做好有效沟通，患者在心理上不能接受保护性约束措施	（1）患者约束后要及时做好患者及家属的安抚工作，评估患者情况，及时松解约束； （2）必要时由医生协助做好解释工作或遵医嘱使用药物稳定患者情绪； （3）提供心理支持

六、评分标准

患者约束技术操作评分标准见表 3-2-2。

表 3-2-2　患者约束技术操作评分标准

项目	项目分值	操作要求	评分等级及分值					扣分
			A	B	C	D	E	
仪表	5	工作衣、帽、口罩穿戴整齐，符合规范	5	4	3	2	1～0	
医嘱处理	5	核对医嘱，并签署保护性约束告知书	5	4	3	2	1～0	
操作前准备	15	评估患者的病情、意识状态、肢体活动度，以及约束部位皮肤色泽、血运、温度、完整性等	5	4	3	2	1～0	
		评估所需使用的约束用具的种类和方式	5	4	3	2	1～0	
		备齐约束用物	5	4	3	2	1～0	
执行操作	60	核对患者身份信息，向患者及家属做好解释	5	4	3	2	1～0	
		正确选择约束工具	5	4	3	2	1～0	
		正确选择约束方式	5	4	3	2	1～0	
		充分暴露患者约束部位	5	4	3	2	1～0	
		约束部位给予适当保护	5	4	3	2	1～0	
		约束手法正确	5	4	3	2	1～0	
		保持约束肢体功能位	5	4	3	2	1～0	
		约束部位松紧度适宜	5	4	3	2	1～0	
		观察患者约束部位皮肤情况，定时放松约束	5	4	3	2	1～0	
		动态评估，遵循最小化约束原则、患者有利原则	5	4	3	2	1～0	
		告知患者或家属相关注意事项	5	4	3	2	1～0	
		准确记录约束的原因、部位、开始时间等	5	4	3	2	1～0	

续表

项目	项目分值	操作要求	评分等级及分值					扣分
			A	B	C	D	E	
操作后处置	10	整理床单位，规范洗手，做好交接班	5	4	3	2	1～0	
		操作过程中注意保护患者隐私，确保患者的安全	5	4	3	2	1～0	
质量评价	5	关心患者，沟通良好，操作熟练、规范	5	4	3	2	1～0	
总分	100							

第 3 节　口腔护理技术

一、目　的

1. 保护口腔清洁、湿润，使患者舒适，并预防口腔感染等并发症。

2. 防止口臭、口垢，促进食欲，保持口腔功能正常。

3. 观察患者口腔黏膜和舌苔的变化及口腔特殊气味，便于了解病情变化。

二、评估内容

1. 评估患者的病情、意识状态及配合程度。

2. 评估患者口唇、口腔黏膜、牙龈、舌苔有无异常，口腔有无异物和异味，牙齿有无松动及有无活动性义齿。

3. 评估昏迷患者意识障碍程度，吞咽、咳嗽功能、呼吸音情况，呼吸道有无痰液潴留或痰鸣音。

三、操作前准备

1. 仪表准备

（1）衣帽整洁，符合操作要求。

（2）仪表大方，举止端庄。

2. 环境准备

环境整洁、安静、舒适、安全。

3. 用物准备

治疗台、治疗车、治疗盘、口腔护理包（大小弯盘各 1 个、弯血管钳、小镊子、纱布）、石蜡油棉球、pH 试纸、棉签、压舌板、手电筒、口腔护理液、吸管若干、张口器（备用）。

四、操作流程

1. 口腔护理包准备流程

口腔护理包准备流程：清洁治疗台、治疗车→洗手→核对医嘱→取口腔护理盘置于治疗车上→检查用物→取口腔护理包→检查有效期→取适量口腔护理液湿润棉球，记录护理液开启时间，逐一挤干，并清点棉球数→弃去污物→清洁治疗台→规范洗手。

2. 口腔护理技术操作流程

口腔护理技术操作流程（见图3-3-1）：将治疗车推至患者床边→核对患者身份信息，做好解释→准备漱口水、吸管→协助患者将头侧向一边→将治疗巾置于患者颌下→打开弯盘置于患者口角边→用棉球湿润口唇→持压舌板、手电筒，检查患者口腔情况→用pH试纸测口腔酸碱度→协助患者漱口→嘱患者咬合上下齿→夹取棉球，由内向门齿纵向擦洗左外侧面→同法擦洗右外侧面→嘱患者张开上下齿→擦洗左上内侧及咬合面、左下内侧及咬合面→同法擦洗右上内侧及咬合面、右下内侧及咬合面→弧形擦洗左侧面颊部至上唇内面→同法擦洗右侧面颊部至下唇内面→擦洗硬腭、舌面及舌下→协助患者漱口→用纱布擦干口唇→清点棉球→评估口腔、口唇情况，酌情润唇及用药→协助患者取舒适体位→整理床单位→规范处理用物→规范洗手，记录。

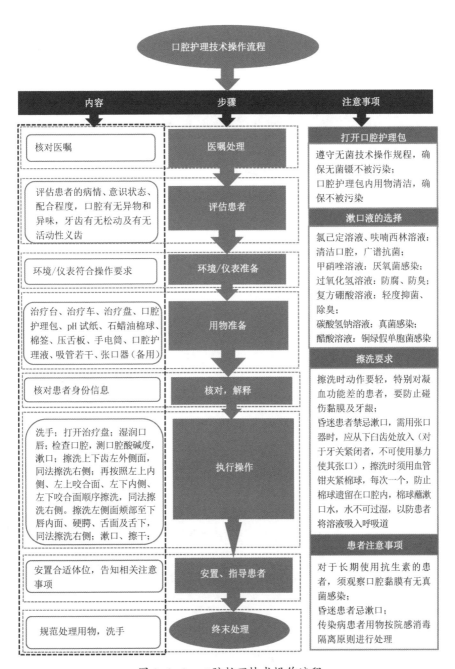

内容 | 步骤 | 注意事项

核对医嘱 — 医嘱处理 — **打开口腔护理包**
遵守无菌技术操作规程，确保无菌镊不被污染；
口腔护理包内用物清洁，确保不被污染

评估患者的病情、意识状态、配合程度、口腔有无异物和异味，牙齿有无松动及有无活动性义齿 — 评估患者

环境/仪表符合操作要求 — 环境/仪表准备 — **漱口液的选择**
氯己定溶液、呋喃西林溶液：清洁口腔，广谱抗菌；
甲硝唑溶液：厌氧菌感染；
过氧化氢溶液：防腐、防臭；
复方硼酸溶液：轻度抑菌、除臭；
碳酸氢钠溶液：真菌感染；
醋酸溶液：铜绿假单胞菌感染

治疗台、治疗车、治疗盘、口腔护理包、pH 试纸、石蜡油棉球、棉签、压舌板、手电筒、口腔护理液、吸管若干、张口器（备用） — 用物准备

核对患者身份信息 — 核对，解释 — **擦洗要求**
擦洗时动作要轻，特别对凝血功能差的患者，要防止碰伤黏膜及牙龈；
昏迷患者禁忌漱口，需用张口器时，应从臼齿处放入（对于牙关紧闭者，不可使用暴力使其张口），擦洗时须用血管钳夹紧棉球，每次一个，防止棉球遗留在口腔内，棉球蘸漱口水，水不可过湿，以防患者将溶液吸入呼吸道

洗手；打开治疗盘；湿润口唇；检查口腔，测口腔酸碱度，漱口；擦洗上下齿左外侧面，同法擦洗右侧；再按照左上内侧、左上咬合面、左下内侧、左下咬合面顺序擦洗，同法擦洗右侧。擦洗左侧面颊部至下唇内面、硬腭、舌面及舌下，同法擦洗右侧；漱口、擦干； — 执行操作

安置合适体位，告知相关注意事项 — 安置、指导患者 — **患者注意事项**
对于长期使用抗生素的患者，须观察口腔黏膜有无真菌感染；
昏迷患者忌漱口；
传染病患者用物按院感消毒隔离原则进行处理

规范处理用物，洗手 — 终末处理

图 3-3-1　口腔护理技术操作流程

五、常见操作并发症及处理

口腔护理技术常见操作并发症及处理见表 3-3-1。

表 3-3-1　口腔护理技术常见操作并发症及处理

序号	名称	常见原因	预防及处理措施
1	窒息	（1）棉球过湿或遗留在口腔内堵塞呼吸道，导致窒息； （2）活动性义齿或牙齿松动造成窒息； （3）对兴奋、躁动、行为紊乱患者进行口腔护理时，因患者不配合操作，使得擦洗的棉球松脱，掉入气管或支气管，造成窒息	（1）操作前清点棉球的数量，避免棉球过湿，每次擦洗时只能夹一个棉球； （2）操作前去除活动性义齿，固定松动的牙齿，动作轻柔，避免脱落； （3）如患者发生窒息，则按窒息急救流程予以处理
2	吸入性肺炎	口腔护理的清洗液和口腔分泌物易误入气管是吸入性肺炎的主要原因	（1）口腔护理的棉球要拧干，不可过湿； （2）对昏迷患者进行口腔护理时，将其头偏向一侧，切勿漱口； （3）如发生误吸，则按误吸急救流程予以处理
3	口腔黏膜损伤	（1）在擦洗口腔过程中操作不当，损伤口腔黏膜； （2）血管钳使用不当； （3）开口器使用不当，造成口腔黏膜损伤	（1）操作时动作轻柔； （2）正确使用开口器及血管钳，应从臼齿处放入，并套上橡皮套；对于牙关紧闭者，不可使用暴力使其张口； （3）对于发生口腔黏膜损伤者，遵医嘱予以对症处理

六、评分标准

口腔护理技术操作评分标准见表 3-3-2。

表 3-3-2 口腔护理技术操作评分标准

项目	项目分值	操作要求	评分等级及分值					扣分
			A	B	C	D	E	
仪表	5	工作衣、帽、口罩穿戴整齐，符合规范	5	4	3	2	1～0	
操作前准备	10	环境清洁，规范洗手	5	4	3	2	1～0	
		清洁治疗台、治疗车，核对医嘱	5	4	3	2	1～0	
执行操作	65	备齐用物，且放置合理	5	4	3	2	1～0	
		检查一次性用物质量	5	4	3	2	1～0	
		准备口腔护理液、棉球	5	4	3	2	1～0	
		核对患者身份信息，做好解释	5	4	3	2	1～0	
		取正确卧位，铺巾，湿润口唇	5	4	3	2	1～0	
		检查口腔，测口腔酸碱度，选择合适漱口液	5	4	3	2	1～0	
		由内向门齿纵向擦洗左、右齿外侧面	5	4	3	2	1～0	
		按顺序正确擦洗左侧齿内侧面及咬合面	5	4	3	2	1～0	
		按顺序正确擦洗右侧齿内侧面及咬合面	5	4	3	2	1～0	
		正确擦洗双侧颊部、唇内面、硬腭、舌面及舌下	5	4	3	2	1～0	
		选择漱口液，正确协助患者漱口，擦干口唇	5	4	3	2	1～0	
		清点棉球	5	4	3	2	1～0	
		评估口腔、口唇情况，酌情处理	5	4	3	2	1～0	
操作后处置	15	规范处理用物，安置舒适卧位	5	4	3	2	1～0	
		规范处理污物	5	4	3	2	1～0	
		规范洗手，记录	5	4	3	2	1～0	
质量评价	5	关心患者，沟通良好，操作熟练、规范	5	4	3	2	1～0	
总分	100							

第4节 会阴护理技术（留置导尿）

一、目 的

1. 保持会阴部清洁、舒适，预防和减少感染。

2. 保持有伤口的会阴部清洁，促进伤口愈合。

二、评估内容

1. 评估患者的病情、意识状态、配合程度。

2. 评估患者会阴部的清洁程度、皮肤黏膜情况，有无伤口、流血及流液等情况。

三、操作前准备

1. 仪表准备

（1）衣帽整洁，符合操作要求。

（2）仪表大方，举止端庄。

2. 环境准备

（1）评估环境是否清洁，温湿度是否适宜。

（2）关闭门窗，用床帘或屏风遮挡患者。

3. 用物准备

治疗台、治疗车、一次性换药包（消毒棉球、镊子、一次性垫巾）、医用手套、医用垃圾桶、免洗手消毒液。

四、操作流程

会阴护理技术操作流程（见图3-4-1）：核对医嘱→清洁治疗台、治疗车→规范洗手→检查用物→打开换药包→根据需要添加消毒棉球→整理治疗台→洗手→携用物至患者床边→核对患者身份信息，做好解释→评估→关闭门窗→用床帘遮挡→松开床尾盖被→拉起患者上衣→嘱患者双手交叉置于胸前→脱去患者对侧裤腿并盖在近侧下肢→保暖对侧下肢→患者两腿屈曲外展→洗手→患者臀下垫一次性垫巾→打开换药包→将弯盘置于近会阴处→一手戴医用手套→轻轻向外牵拉

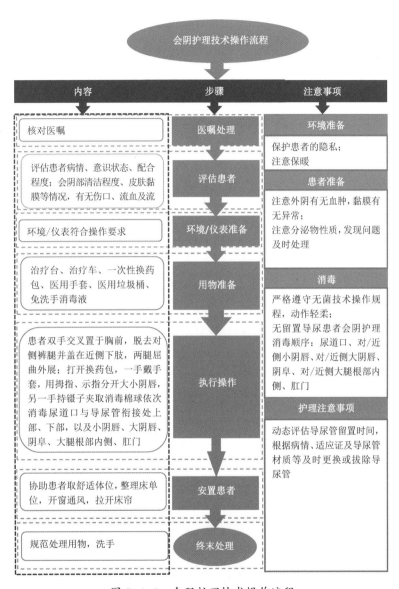

图 3-4-1 会阴护理技术操作流程

导尿管有阻力感→用一手拇指、示指分开患者大小阴唇，另一手持镊子夹取消毒棉球→对尿道口与导尿管衔接处上部、衔接处下部进行旋转消毒，各重复一次→按照对侧小阴唇、近侧小阴唇、对侧大阴唇、近侧大阴唇、阴阜、对侧大腿根部内侧、近侧大腿根部内侧、肛门的顺序进行消毒→脱手套，撤去用物→撤去垫巾→协助患者取舒适体位→整理床单位→开窗通风→拉开床帘→将治疗车推至污物间→规范处理用物→规范洗手，记录。

五、常见操作并发症及处理

会阴护理技术常见操作并发症及处理见表3-4-1。

表3-4-1　会阴护理技术常见操作并发症及处理

序号	名称	常见原因	预防及处理措施
1	尿路感染	（1）无菌操作不严格； （2）尿道外口清洁、消毒不彻底	（1）严格执行无菌技术操作规程； （2）根据病情、适应证及导尿管材质等及时更换或拔除导尿管； （3）定期监测尿常规，及时予以对症处理
2	皮肤黏膜损伤	（1）操作不当； （2）镊子夹取棉球不规范； （3）皮肤对消毒液过敏	（1）动作轻柔，操作规范； （2）对于过敏患者，选择合适的消毒剂； （3）一旦发生皮肤黏膜损伤，遵医嘱处理

六、评分标准

会阴护理技术操作评分标准见表3-4-2。

表3-4-2　会阴护理技术操作评分标准

项目	项目分值	操作要求	评分等级及分值					扣分
			A	B	C	D	E	
仪表	5	工作衣、帽、口罩穿戴整齐，符合规范	5	4	3	2	1～0	

项目	项目分值	操作要求	评分等级及分值					扣分
			A	B	C	D	E	
操作前准备	25	环境清洁，修剪指甲，规范洗手，戴口罩	5	4	3	2	1～0	
		核对医嘱，评估患者	5	4	3	2	1～0	
		清洁治疗台、治疗车，规范洗手	5	4	3	2	1～0	
		备齐用物，放置合理，检查一次性用物质量	5	4	3	2	1～0	
		规范打开换药包，根据需要添加消毒棉球	5	4	3	2	1～0	
执行操作	50	做好解释，关闭门窗，用床帘遮挡	5	4	3	2	1～0	
		松开床尾盖被，卷起上衣，脱去对侧裤腿并盖在近侧下肢，保暖对侧下肢	5	4	3	2	1～0	
		协助患者两腿屈曲外展，取截石位	5	4	3	2	1～0	
		臀下垫一次性垫巾，两腿之间放弯盘，位置妥当	5	4	3	2	1～0	
		一手戴医用手套	5	4	3	2	1～0	
		检查牵拉导尿管，一手拇指、示指分开大小阴唇，另一手持镊子取消毒棉球消毒	5	4	3	2	1～0	
		消毒手法规范	5	4	3	2	1～0	
		消毒步骤、顺序正确	5	4	3	2	1～0	
		撤去垫布，将用物弃于医用垃圾桶	5	4	3	2	1～0	
		协助患者取舒适卧位，整理床单位	5	4	3	2	1～0	
操作后处置	15	开窗通风，拉开床帘或屏风	5	4	3	2	1～0	
		规范处理用物	5	4	3	2	1～0	
		规范洗手，记录	5	4	3	2	1～0	
质量评价	5	根据患者情况增加擦洗次数，直至擦洗干净；擦洗过程中与患者沟通良好，关心患者，操作熟练、规范	5	4	3	2	1～0	
总分	100							

第5节　更换引流装置技术

一、目　的

1. 观察引流液的量、颜色、性质、流速，保持引流通畅。

2. 观察伤口敷料有无渗血、渗液，保持敷料干燥。

二、评估内容

1. 评估患者的病情、意识状态、配合程度。

2. 评估引流装置的种类、目的、时间、位置。

3. 评估敷料有无渗血、渗液，以及引流液的量、颜色、性质和流速等。

三、操作前准备

1. 仪表准备

（1）衣帽整洁，符合操作要求。

（2）仪表大方，举止端庄。

2. 环境准备

（1）评估环境是否清洁，温湿度是否适宜。

（2）符合无菌操作要求。

（3）用床帘或屏风遮挡患者，注意保暖，必要时关闭门窗。

3. 用物准备

治疗车、治疗盘、消毒棉签、一次性换药包（治疗巾、纱布、镊子）、无齿血管钳、引流装置、量杯、导管标识、固定胶带、黑色记号笔、医用垃圾桶、免洗手消毒液。

四、操作流程

更换引流装置技术操作流程（见图3-5-1）：核对医嘱→清洁治疗车→规范洗手→检查用物→携用物至患者床边→核对患者身份信息，做好解释→必要时关闭门窗，用床帘遮挡→暴露引流管部位，注意保暖→规范洗手→观察敷料、二次固定及标识情况，必要时予以更换→观察引流液的颜色、性质，确认引流通畅→

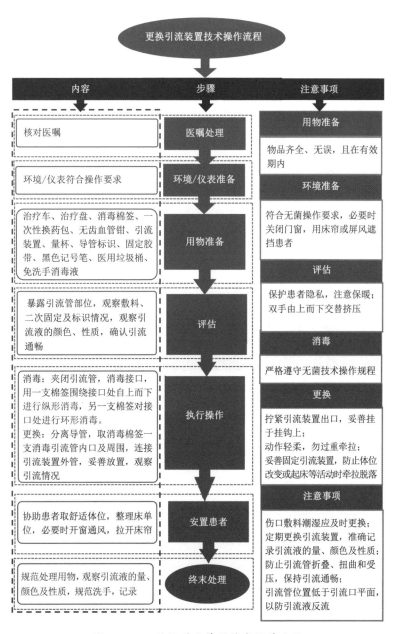

图 3-5-1　更换引流装置技术操作流程

接口处上方夹闭引流管→打开一次性换药包→铺治疗巾于引流管接口处→拆灭菌引流装置→拧紧引流装置出口→挂于挂钩上→戴手套→取消毒棉签两支消毒接口处（一支棉签围绕接口处自上而下进行纵形消毒，另一支棉签对接口处进行环形消毒）→取无菌纱布包裹消毒部位→将引流装置接口置于治疗巾中→取消毒棉签一支消毒引流管内口及周围→连接引流装置，确认引流通畅→协助患者取舒适体位→整理床单位，移去污物，夹闭更换下来的引流管，妥善放置→脱手套→规范洗手→在引流装置上用黑色记号笔注明名称及更换日期→必要时开窗通风，拉开床帘→将治疗车推至污物间→妥善处置污物→观察引流液的量、颜色及性质→规范洗手，记录。

五、常见操作并发症及处理

更换引流装置技术常见操作并发症及处理见表 3-5-1。

表 3-5-1　更换引流装置技术常见操作并发症及处理

序号	名称	常见原因	预防及处理措施
1	引流装置脱落	（1）引流装置衔接不够紧密； （2）患者活动过度，牵拉引流装置	（1）对患者及家属做好宣教工作，避免剧烈活动牵拉引流装置； （2）妥善固定引流管，衔接紧密，预留一定的活动度； （3）定时巡查，观察引流管固定及引流情况； （4）若引流装置脱落，夹闭后立即汇报医生，并酌情处理
2	引流装置堵塞	（1）引流装置折叠、扭曲或移位； （2）未按要求挤压引流管； （3）引流液黏稠或有较多血凝块	（1）定时挤压引流管，妥善固定，避免引流管折叠、扭曲，保持引流通畅； （2）密切观察并准确记录单位时间内引流液的量、颜色、性质，以及有无血凝块； （3）发现引流不畅，应查找原因，检查引流管有无移位、扭曲及血凝块堵塞； （4）必要时通知医生，遵医嘱予以相应处理

序号	名称	常见原因	预防及处理措施
3	感染	（1）引流装置固定位置高于伤口，导致引流液反流，引起感染； （2）未严格执行无菌技术操作规程，未按照要求换药及更换引流装置； （3）患者抵抗力低下	（1）严格执行无菌技术操作规程，按要求每周至少更换引流装置1～2次，必要时每日更换； （2）保持引流装置位置低于引流部位； （3）观察患者体温变化及引流情况，如伤口渗血、渗液明显，应及时给予换药处理； （4）加强营养，增强抵抗力，如出现感染征象，应遵医嘱予以抗生素治疗

六、评分标准

更换引流装置技术操作评分标准见表3-5-2。

表3-5-2 更换引流装置技术操作评分标准

项目	项目分值	操作要求	评分等级及分值					扣分
			A	B	C	D	E	
仪表	5	工作衣、帽、口罩穿戴整齐，符合规范	5	4	3	2	1～0	
操作前准备	25	环境清洁，修剪指甲、规范洗手，戴口罩	5	4	3	2	1～0	
		核对医嘱，评估患者	5	4	3	2	1～0	
		清洁治疗台、治疗车、治疗盘，洗手	5	4	3	2	1～0	
		备齐用物，放置合理	5	4	3	2	1～0	
		检查一次性用物质量	5	4	3	2	1～0	
执行操作	55	核对患者身份信息，做好解释，关闭门窗，用床帘遮挡	5	4	3	2	1～0	
		暴露引流管，观察敷料及导管标识	5	4	3	2	1～0	
		观察引流液的量、颜色、性质等	5	4	3	2	1～0	
		无齿血管钳夹管方法、位置正确	5	4	3	2	1～0	

续表

项目	项目分值	操作要求	评分等级及分值					扣分
			A	B	C	D	E	
执行操作	55	拆引流装置，拧紧引流装置出口，妥善挂于挂钩上	5	4	3	2	1～0	
		消毒棉签消毒接口处（纵形）方法正确	5	4	3	2	1～0	
		消毒棉签消毒接口处（环形）方法正确	5	4	3	2	1～0	
		取无菌纱布包裹消毒部位	5	4	3	2	1～0	
		分离导管，将引流装置接口置于治疗巾中	5	4	3	2	1～0	
		取消毒棉签消毒引流管内口及周围，连接引流装置	5	4	3	2	1～0	
		打开无齿血管钳，确认引流通畅	5	4	3	2	1～0	
操作后处置	10	协助患者取舒适体位，整理床单位，必要时开窗通风，拉开床帘	5	4	3	2	1～0	
		规范处理污物，洗手，记录引流液的量、颜色及性质	5	4	3	2	1～0	
质量评价	5	严格遵守无菌技术操作规程，注意患者保暖，动作轻柔，沟通良好，关心患者，保护患者隐私，操作规范、熟练	5	4	3	2	1～0	
总分	100							

第 6 节　造口袋更换技术

一、目　的

1. 有效收集患者排泄物，确保臭味或排泄物不外泄。

2. 保护造口周围皮肤。

3. 提高患者舒适度。

二、评估内容

评估患者的病情、意识状态，以及造口的类型。

三、操作前准备

1. 仪表准备

（1）衣帽整洁，符合操作要求。

（2）仪表大方，举止端庄。

2. 环境准备

（1）环境整洁、安静、舒适、安全。

（2）有床帘或屏风保护患者隐私。

3. 用物准备

治疗车、治疗盘、造口袋、造口测量尺、便袋夹、剪刀、湿纸巾、柔软纸巾、棉签、生理盐水、医用手套、一次性中单，必要时准备造口用品（造口护肤粉、皮肤保护膜、防漏膏）、医用垃圾桶。

四、操作流程

造口袋更换技术操作流程（见图 3-6-1）：将治疗车推至患者床边→核对患者身份信息→协助患者取平卧位或低半卧位，暴露造口部位（注意保暖）→取一次性中单放于造口下方→双手戴医用手套→由上至下揭除造口袋，动作轻柔→清洁造口和周围皮肤（先用柔软纸巾去除残留排泄物，然后用湿纸巾清洁造口周围皮肤，如有皮肤破损，选用生理盐水棉球清洗）→评估造口及周围皮肤情况，选择合适的造口袋→用造口测量尺测量造口实际大小→剪孔（修剪造口袋底盘比实

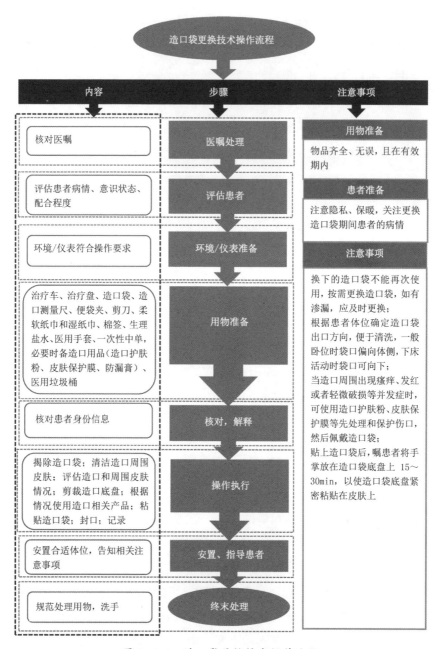

图 3-6-1　造口袋更换技术操作流程

际测量孔径大 1 ～ 2mm，修剪后抚平毛边）→检查有无造口并发症，并正确处理
→根据患者皮肤和造口状况使用造口护肤粉、皮肤保护膜和防漏膏（顺序：造口
护肤粉→皮肤保护膜→防漏膏）→自下而上粘贴造口袋→使用棉签或用手从里到
外轻抚造口袋底盘→夹闭封口→将污物置于医用垃圾桶，脱手套→协助患者取舒
适体位→整理床单位→拉开床帘，开窗通风→洗手→告知相关注意事项→规范处
理用物→规范洗手，记录。

五、常见操作并发症及处理

造口袋更换技术常见操作并发症及处理见表 3-6-1。

表 3-6-1　造口袋更换技术常见操作并发症及处理

序号	名称	常见原因	预防及处理措施
1	刺激性皮炎	（1）造口袋底盘剪孔尺寸不合适； （2）造口周围皮肤清洁不当； （3）没有正确使用造口辅助产品； （4）患者对造口相关材料过敏	（1）准确测量造口大小，剪孔时大于测量值 1 ～ 2mm； （2）清洁造口周围皮肤，必要时可使用黏胶去除剂清除残胶； （3）规范使用造口护肤产品； （4）造口内陷或造口狭窄时使用两件式凸面造口袋，配合使用防漏膏； （5）若发生过敏，应遵医嘱予以处理
2	机械性损伤	剥离造口袋时过急或过分用力，导致皮肤表层被撕开	（1）撕除造口袋或清洁造口周围皮肤时，动作规范、轻柔，必要时使用剥离剂； （2）使用造口护肤粉和水胶体敷料； （3）若发生机械性损伤，应遵医嘱予以处理
3	增生	造口袋尺寸不合适，排泄物渗漏，皮肤长期暴露于排泄物中	（1）造口袋尺寸剪裁准确； （2）正确评估渗漏原因并采取相应措施； （3）损伤部位可用造口护肤粉保护； （4）若增生严重，影响造口袋粘贴及持续有痛楚，应遵医嘱予以处理

续表

序号	名称	常见原因	预防及处理措施
4	毛囊炎	（1）去除造口周围皮肤毛发的方法不当； （2）去除造口袋时损伤毛囊	（1）指导患者使用电动剃须刀修剪毛发，毛发太长应先剪短； （2）去除造口袋时应小心去除脓疱； （3）对于严重者，遵医嘱予以处理

六、评分标准

造口袋更换技术操作评分标准见表 3-6-2。

表 3-6-2　造口袋更换技术操作评分标准

项目	项目分值	操作要求	评分等级及分值					扣分
			A	B	C	D	E	
仪表	5	工作衣、帽、口罩穿戴整齐，符合规范	5	4	3	2	1～0	
操作前准备	25	规范洗手，戴口罩	5	4	3	2	1～0	
		备齐用物，检查一次性用物质量	5	4	3	2	1～0	
		核对医嘱，清洁治疗台、治疗车，洗手	5	4	3	2	1～0	
		用物准备齐全，且在有效期内	5	4	3	2	1～0	
		根据造口类型选择合适的造口袋	5	4	3	2	1～0	
执行操作	55	核对患者身份信息，做好解释	5	4	3	2	1～0	
		协助患者小便，关闭门窗，用床帘遮挡患者，洗手	5	4	3	2	1～0	
		评估患者病情、意识状态、配合程度，以及造口功能、周围皮肤情况	5	4	3	2	1～0	
		将患者安置于平卧或半卧位，暴露造口部位，注意保暖	5	4	3	2	1～0	
		取中单垫于造口下方，戴手套	5	4	3	2	1～0	
		由上至下去除旧袋，动作轻柔，清洁造口和周围皮肤	5	4	3	2	1～0	

续表

项目	项目分值	操作要求	评分等级及分值					扣分
			A	B	C	D	E	
执行操作	55	测量造口大小，剪孔，修剪造口袋底盘	5	4	3	2	1～0	
		评估有无造口并发症，并正确处理	5	4	3	2	1～0	
		去除造口袋背面粘纸，自下而上粘贴造口袋	5	4	3	2	1～0	
		使用棉签或用手轻抚造口袋，排尽与皮肤接触处的空气	5	4	3	2	1～0	
		夹闭封口，用记号笔记录更换日期并签名	5	4	3	2	1～0	
操作后处置	10	将污物置于医用垃圾桶，脱手套，协助患者取舒适体位	5	4	3	2	1～0	
		整理床单位，拉开床帘，开窗通风，规范处理用物，洗手，记录	5	4	3	2	1～0	
质量评价	5	关心患者，沟通良好，操作熟练、规范	5	4	3	2	1～0	
总分	100							

第7节　中心供氧装置给氧技术

一、目　的

1. 纠正各种因素造成的缺氧状态，提高动脉血氧分压与动脉血氧饱和度，增加动脉血氧含量。

2. 促进组织的新陈代谢，维持机体生命活动。

二、评估内容

评估患者的病情、意识状态、心理状态、配合程度及治疗情况。

三、操作前准备

1. 仪表准备

（1）衣帽整洁，符合操作要求，洗手，戴口罩。

（2）仪表大方，举止端庄。

2. 环境准备

（1）室温适宜，光线充足，环境安静，远离火源。

（2）评估环境安全，病房有无火源、易燃易爆品。

3. 用物准备

治疗盘、氧气表、湿化瓶、一次性吸氧管（YYX型一次性使用吸氧管）、纱布、吸氧盘、棉签、吸氧记录卡、"四防"（防火、防震、防油、防热）卡、蒸馏水、试水杯、污物罐、治疗车。

四、操作流程

中心供氧装置给氧技术操作流程如下（见图3-7-1）。

操作前准备：清洁治疗台、治疗车→规范洗手→取吸氧盘→试水杯内加水→湿化瓶内加蒸馏水至瓶容积的1/3～1/2（或使用YYX型一次性使用吸氧管）→将吸氧盘置于治疗车上→整理、清洁治疗台→规范洗手。

操作过程：将治疗车推至患者床边→核对患者身份信息→做好解释→协助患者取合适体位→用棉签浸水清洁双侧鼻腔并检查→拧紧氧气表开关→装氧气表

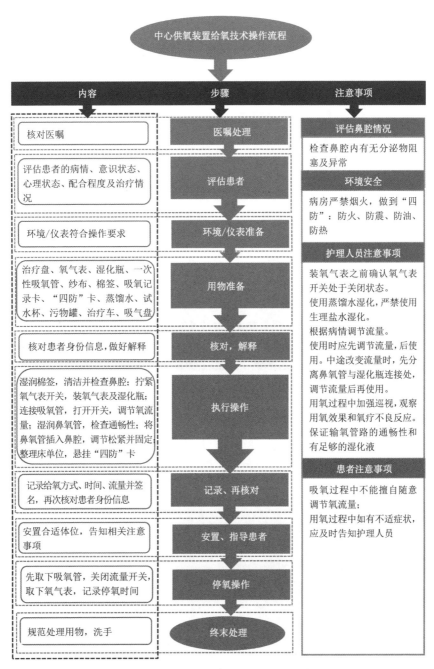

图 3-7-1　中心供氧装置给氧技术操作流程

（将氧气表接头用力插进设备带上的氧气出口）→装湿化瓶→连接一次性吸氧管→打开氧气表开关→调节流量→试水，湿润鼻氧管→将鼻氧管插入鼻腔（深度合适）→将鼻氧管环绕患者耳部向下放置并调节松紧度→安置患者合适体位→整理床单位→记录吸氧方式、时间、流量，并签名→悬挂"四防"卡→做好健康教育→规范处理用物→规范洗手，记录。

停氧：核对患者身份信息→做好解释→取下鼻氧管→清洁鼻部→关闭流量开关→分离一次性鼻氧管（备用吸氧时，保留鼻氧管并置于清洁袋内）→取下湿化瓶及氧气表→记录停氧时间→协助患者取舒适体位→做好健康教育→规范处理用物→规范洗手，记录。

五、常见操作并发症及处理

中心供氧装置给氧技术常见操作并发症及处理见表 3-7-1。

表 3-7-1　中心供氧装置给氧技术常见操作并发症及处理

序号	名称	常见原因	处理措施
1	呼吸道分泌物干燥	（1）湿化液不足； （2）氧气湿化不充分； （3）氧流量过大，氧浓度过高	（1）保持氧气湿化瓶内有足够的湿化液，不足时及时补充； （2）对于张口呼吸患者，可用湿纱布覆盖口唇，并定时更换； （3）根据患者缺氧情况调节氧流量，必要时，给予加温加湿吸氧装置，防止呼吸道黏膜干燥，以及给予超声雾化吸入
2	肺不张	（1）高浓度氧气吸入后，一旦支气管有阻塞，即可引起吸入性肺不张； （2）支气管有堵塞	（1）严格控制吸氧浓度； （2）鼓励患者深呼吸，有效咳嗽，经常改变卧位、姿势，防止分泌物堵塞支气管
3	氧中毒	吸氧持续时间过长，氧浓度过高	（1）根据病情选择合适的给氧方式； （2）根据氧疗情况，及时调整吸氧流量、浓度和时间； （3）在吸氧过程中，动态观察氧疗效果，必要时进行血气分析；

序号	名称	常见原因	处理措施
3	氧中毒	吸氧持续时间过长，氧浓度过高	（4）严格控制吸氧浓度，避免长时间高流量吸氧； （5）做好健康教育，患者在吸氧过程中勿擅自调节氧流量； （6）一旦发现患者出现氧中毒，及时报告医生，并对症处理
4	晶状体后纤维组织增生	新生儿，尤其是早产儿，长时间吸入高浓度氧气	对于新生儿，应控制氧浓度和吸氧时间
5	呼吸抑制	对于Ⅱ型呼吸衰竭者，高浓度给氧	（1）对于Ⅱ型呼吸衰竭者，应给予低流量（1～2L/min）、低浓度持续吸氧，维持 PaO_2 在8kPa（60mmHg）即可； （2）做好健康教育，向患者和家属说明低流量吸氧的重要性，避免患者或家属擅自调大氧流量； （3）对于使用呼吸兴奋剂者，加强呼吸道管理，保持呼吸道通畅； （4）必要时，建立人工气道辅助通气

六、评分标准

中心供氧装置给氧技术操作评分标准见表3-7-2。

表3-7-2 中心供氧装置给氧技术操作评分标准

项目	项目分值	操作要求	评分等级及分值					扣分
			A	B	C	D	E	
仪表	5	工作衣、帽、口罩穿戴整齐，符合规范	5	4	3	2	1～0	
操作前准备	10	规范洗手，戴口罩	5	4	3	2	1～0	
		备齐用物，放置合理，检查一次性用物质量	5	4	3	2	1～0	

续表

项目	项目分值	操作要求	评分等级及分值					扣分
			A	B	C	D	E	
执行操作	45	评估患者的病情、意识状态、治疗情况、配合程度，以及环境	5	4	3	2	1～0	
		将治疗车推至患者床前，核对患者身份信息	5	4	3	2	1～0	
		做好解释，协助患者取合适体位	5	4	3	2	1～0	
		用棉签浸水清洁双侧鼻腔并检查	5	4	3	2	1～0	
		拧紧流量开关，安装氧气表、湿化瓶、吸氧管	5	4	3	2	1～0	
		开流量开关，调节氧气流量	5	4	3	2	1～0	
		将鼻氧管试水湿润，检查管路通畅	5	4	3	2	1～0	
		将鼻氧管插入双侧鼻腔，深浅合适；将鼻氧管环绕患者耳部向下放置，调节松紧度	5	4	3	2	1～0	
		记录用氧时间及氧流量，并签名；悬挂"四防"卡	5	4	3	2	1～0	
操作后处置	5	妥善安置患者，告知相关注意事项；规范处理用物，洗手，记录	5	4	3	2	1～0	
停氧操作	30	核对患者身份信息，做好解释	5	4	3	2	1～0	
		取下吸氧管，清洁鼻部	5	4	3	2	1～0	
		关闭流量开关	5	4	3	2	1～0	
		分离吸氧管，取下湿化瓶、氧气表	5	4	3	2	1～0	
		记录停氧时间并签名	5	4	3	2	1～0	
		规范处理用物，整理床单位，规范洗手，记录	5	4	3	2	1～0	
质量评价	5	沟通良好，关心患者，操作熟练、规范	5	4	3	2	1～0	
总分	100							

第4章 无菌与隔离技术

第1节 卫生手消毒技术

一、目　的

去除手部皮肤污垢、碎屑和部分致病菌，预防交叉感染。

二、评估内容

1. 环境清洁、宽敞，布局合理。

2. 水池设计合理，水花飞溅少。

3. 擦手纸或擦手巾放置在不易被水花溅湿的地方。

三、操作前准备

1. 仪表准备

（1）衣帽整洁，取下饰物，卷袖过肘，符合操作要求。

（2）仪表大方，举止端庄。

2. 环境准备

环境清洁、宽敞。

3. 用物准备

洗手液、免洗手消毒液、擦手纸或擦手巾。

四、操作流程

卫生手消毒技术操作流程（见图 4-1-1）：评估环境→用物准备→取下手表、戒指、手链等饰物，剪短指甲（无指甲油）→暴露腕部→打开水龙头，在流动水下充分淋湿双手→取适量洗手液于掌心，均匀涂抹至整个手掌、手背、手指和指

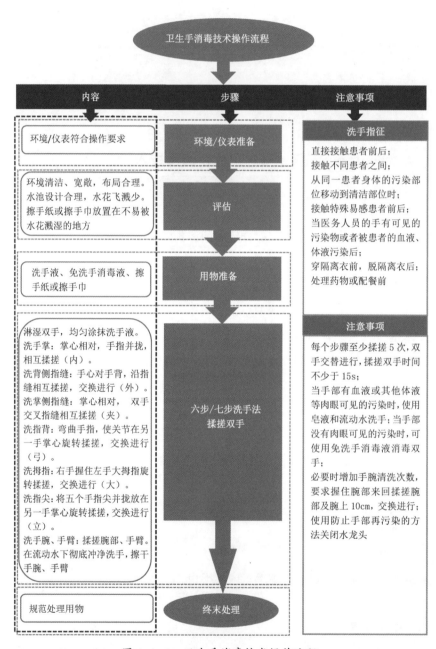

图 4-1-1　卫生手消毒技术操作流程

缝→掌心相对，手指并拢，相互揉搓（内）→手心对手背，沿指缝相互揉搓，交换进行（外）→掌心相对，双手交叉指缝相互揉搓（夹）→弯曲手指，使关节在另一手掌心旋转揉搓，交换进行（弓）→一手握住左手大拇指旋转揉搓，交换进行（大）→将五个手指尖并拢放在另一手掌心旋转揉搓，交换进行（立）→揉搓腕部（必要时）→在流动水下彻底冲净双手→使用防止手部再污染的方法关闭水龙头→用擦手纸或擦手巾擦干双手。

五、评分标准

卫生手消毒技术操作评分标准见表 4-1-1。

表 4-1-1　卫生手消毒技术操作评分标准

项目	项目分值	操作要求	评分等级及分值					扣分
			A	B	C	D	E	
仪表	5	工作衣、帽、口罩穿戴整齐，符合规范	5	4	3	2	1～0	
操作前准备	20	评估环境清洁，光线明亮	5	4	3	2	1～0	
		取下手表、戒指、手链等饰物	5	4	3	2	1～0	
		剪短指甲，长度以与手指的长度齐平为宜，无指甲油	5	4	3	2	1～0	
		用物准备齐全，检查一次性用物质量，放置合理	5	4	3	2	1～0	
执行操作	70	暴露腕部	5	4	3	2	1～0	
		打开水龙头，在流动水下充分淋湿双手	5	4	3	2	1～0	
		取适量洗手液于掌心，均匀涂抹至整个手掌、手背、手指和指缝	5	4	3	2	1～0	
		掌心相对，手指并拢，相互揉搓（内）	5	4	3	2	1～0	
		手心对手背，沿指缝相互揉搓，交换进行（外）	5	4	3	2	1～0	
		掌心相对，双手交叉指缝相互揉搓（夹）	5	4	3	2	1～0	

续表

项目	项目分值	操作要求	评分等级及分值					扣分
			A	B	C	D	E	
执行操作	70	弯曲手指使关节在另一手掌心旋转揉搓，交换进行（弓）	5	4	3	2	1～0	
		右手握住左手大拇指旋转揉搓，交换进行（大）	5	4	3	2	1～0	
		将五个手指尖并拢放在另一手掌心旋转揉搓，交换进行（立）	5	4	3	2	1～0	
		揉搓腕部（必要时）	5	4	3	2	1～0	
		在流动水下彻底冲净洗手	5	4	3	2	1～0	
		使用防止手部再污染的方法关闭水龙头	5	4	3	2	1～0	
		用擦手纸擦干双手	5	4	3	2	1～0	
		揉搓双手时间不少于 15s	5	4	3	2	1～0	
质量评价	5	操作熟练、规范	5	4	3	2	1～0	
总分	100							

第 2 节　无菌技术（以铺无菌盘为例）

一、目　的

形成无菌区域，以防无菌物品被污染，供治疗或护理用。

二、评估内容

1. 评估护士自身准备是否符合无菌操作要求。
2. 评估环境是否清洁，光线是否适中，治疗台台面是否清洁、干燥，无杂物。

三、操作前准备

1. 仪表准备

（1）衣帽整洁，符合操作要求。

（2）仪表大方，举止端庄。

2. 环境准备

无菌操作前通风 30min，停止清扫，减少走动，避免尘埃飞扬。

3. 用物准备

无菌持物镊、无菌治疗巾、医嘱核查单、治疗盘、消毒棉签、砂轮、一次性无菌注射器、注射针剂若干（备用）、空白标签。

四、操作流程

铺无菌盘技术操作流程（见图 4-2-1）：评估环境→清洁治疗台、治疗车、治疗盘→查对医嘱及药物，检查物品质量→查看无菌治疗巾包的名称、灭菌日期、有效期，有无潮湿破损→打开无菌治疗巾包→检查灭菌标识是否有效→用无菌持物镊取一块无菌治疗巾置于清洁治疗盘内→无菌治疗巾包复位→注明开包时间并签名（若为一次性治疗巾，查对有效期及包装完整后，撕开取出）→两手提捏住治疗巾的两角，将其平铺于治疗盘上→双手捏住治疗巾外层两角呈扇形三折叠，开口边向外→查对药物名称、剂量、浓度、用法、时间，检查药品质量、有效期→将安瓿顶端的药液弹至体部，消毒，安瓿颈部划痕，再次消毒，折断→按无菌技术操作规程抽吸药液→排气→查对无误后放入无菌盘内→双手捏住治疗巾上层

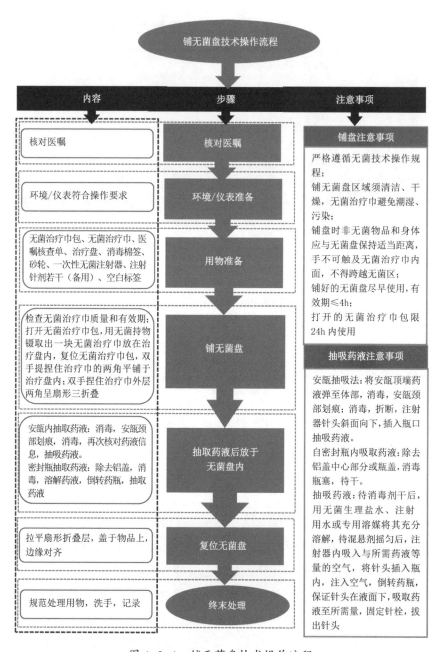

图 4-2-1　铺无菌盘技术操作流程

两角外面，与下层包布边缘对齐→开口部分向上折叠两次→左右两侧边缘向下反折一次→贴上标签，注明铺盘日期及时间并签名。

五、评分标准

无菌技术（铺无菌盘）操作评分标准见表 4-2-1。

表 4-2-1　无菌技术（铺无菌盘）操作评分标准

项目	项目分值	操作要求	评分等级及分值					扣分
			A	B	C	D	E	
仪表	5	工作衣、帽、口罩穿戴整齐，修剪指甲，规范洗手，戴口罩，符合规范	5	4	3	2	1～0	
操作前准备	20	操作前通风 30min，停止打扫，无尘埃飞扬	5	4	3	2	1～0	
		配置室环境清洁，光线适中。治疗台台面清洁、干燥，无杂物	5	4	3	2	1～0	
		备齐用物，放置合理	5	4	3	2	1～0	
		检查药物和用物的质量及有效期	5	4	3	2	1～0	
执行操作	65	清洁桌面、治疗车、治疗盘	5	4	3	2	1～0	
		规范洗手	5	4	3	2	1～0	
		开包前查对	5	4	3	2	1～0	
		开包手法、步骤正确	5	4	3	2	1～0	
		无菌治疗巾取放正确	5	4	3	2	1～0	
		无菌治疗巾包复位方法正确	5	4	3	2	1～0	
		铺巾手法正确，扇形折叠符合要求	5	4	3	2	1～0	
		药液查对步骤正确	5	4	3	2	1～0	
		安瓿消毒符合要求	5	4	3	2	1～0	
		取注射器、针头方法正确	5	4	3	2	1～0	
		抽取药液手法正确	5	4	3	2	1～0	
		药液不余不漏、无污染	5	4	3	2	1～0	
		注射器放置正确，无菌盘复位整齐，标明铺盘时间	5	4	3	2	1～0	

续表

项目	项目分值	操作要求	评分等级及分值					扣分
			A	B	C	D	E	
操作后处置	5	备齐注射用物，整理治疗台	5	4	3	2	1～0	
质量评价	5	不跨越无菌面,不违反无菌操作原则,动作熟练、规范	5	4	3	2	1～0	
总分	100							

第 3 节　穿脱防护服技术

一、目　的

1. 保护工作人员和患者。

2. 避免发生交叉感染。

3. 阻断病原体传播，预防和控制传染病。

二、评估内容

1. 评估传染病级别及防护要求。

2. 评估三区两通道线路。

3. 评估自身身高、体重，选择合适大小的防护服。

三、操作前准备

1. 仪表准备

（1）衣帽整洁，符合操作要求。

（2）仪表大方，举止端庄。

2. 环境准备

穿防护服应在清洁区，周围环境宽敞、明亮，且配有穿衣镜和监控设备，以便有效检查防护用品穿戴是否到位。脱防护服应在摘脱区，并配有流动水洗手设施。

3. 用物准备

（1）清洁区：一次性医用帽子、医用防护口罩、医用防护服、一次性乳胶手套、一次性鞋套、一次性面屏／护目镜、防水靴套、免洗手消毒液、医疗废物桶。

（2）摘脱区：护目镜浸泡桶、一次性医用外科口罩、免洗手消毒液、医疗废物桶。

四、操作流程

1. 穿防护服技术操作流程

穿防护服技术操作流程（见图 4-3-1）：在清洁区备好所需个人防护用品→

护目镜做防雾处理（必要时）→规范洗手→戴医用防护口罩→按压鼻夹使之贴合面部→做密合性测试→戴一次性医用帽子→戴内层乳胶手套，穿一次性鞋套→检查医用防护服，选择合适型号→穿医用防护服，先穿下衣再穿上衣→拉上拉链，撕开胶条，密封拉链口→必要时穿防水鞋套→戴外层乳胶手套→戴一次性面屏／护目镜→检查穿戴严密性和伸展性→进入污染区工作。

2. 脱防护服技术操作流程

脱防护服技术操作流程（见图4-3-2）：进入摘脱区（一脱区）→手卫生→脱一次性面屏／护目镜，放入医疗废物桶／护目镜浸泡桶内→手卫生→脱医用防护服，解开防护服密封胶条，拉开拉链，向上提拉帽子，双手向上翻卷防护服，边脱边卷至足部，连同外层乳胶手套一起脱下放入医疗废物桶内→手卫生→进入二脱区→手卫生→脱一次性鞋套→脱内层乳胶手套→手卫生→脱一次性医用帽子→手卫生→脱医用防护口罩，先脱下面系带，放入医疗废物桶内→使用流动水规范洗手→戴一次性医用外科口罩→进入清洁区，沐浴后更换清洁的衣物及鞋子，方可离开。

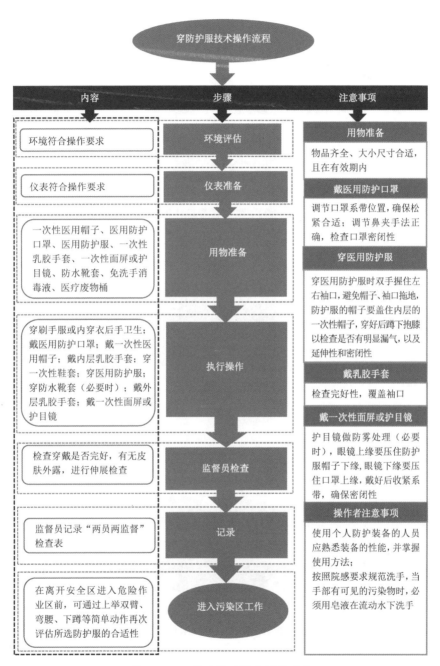

图 4-3-1　穿防护服技术操作流程

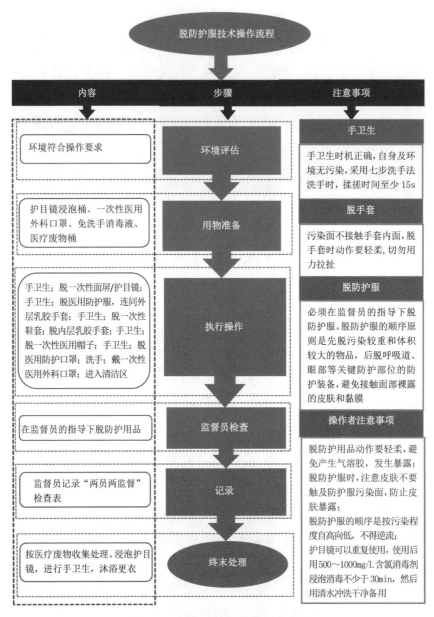

图 4-3-2 脱防护服技术操作流程

五、常见操作并发症及处理

穿脱防护服技术常见操作并发症及处理见表4-3-1。

表4-3-1 穿脱防护服技术常见操作并发症及处理

序号	名称	常见原因	预防及处理措施
1	皮肤压力性损伤	长时间佩戴医用防护口罩和护目镜等防护用品，导致皮肤受压	（1）更换不同样式的防护用品； （2）用创口贴及泡沫敷料减小压力； （3）外用多磺酸黏多糖软膏； （4）糜烂和溃疡处外用抗菌药膏，如夫西地酸、莫匹罗星软膏等
2	呼吸困难	（1）防护用具过紧、密闭不透气； （2）环境或体表温度不适，导致呼吸不畅	（1）保持工作环境通风、透气、干燥； （2）选择适合自己的相应规格的防护用品，保持防护装备内部通透、干燥
3	皮肤过敏	因不同个体皮肤的异质性，可能对某些材质的防护用品发生接触性过敏，常表现为接触部位皮肤出现丘疹、水疱，甚至糜烂和溃疡	（1）停用可疑防护用品； （2）选择合适的防护用品； （3）外用糖皮质激素及保湿霜； （4）口服抗过敏药物
4	职业暴露	（1）未按规范流程穿脱防护用品； （2）防护用品大小、型号不合适，导致密闭性差； （3）出现防护服及手套破损、护目镜起雾等异常情况，防护用品失去有效防护作用，增加职业暴露的风险； （4）动作不轻柔，产生气溶胶	（1）穿脱前按规范流程进行培训考核； （2）检查防护用品的完整性； （3）制定防护用品异常的防范及应急处理流程，以便医护人员提高识别和处理风险的能力； （4）规范出现异常后的应急处置流程，降低感染风险

六、评分标准

穿脱防护服技术操作评分标准见表4-3-2。

表 4-3-2 穿脱防护服技术操作评分标准

项目	项目分值	操作要求	评分等级及分值					扣分
			A	B	C	D	E	
仪表	5	按医院要求着装，仪表端庄，服装整洁	5	4	3	2	1~0	
操作前准备	10	环境符合操作要求，宽敞、明亮，配有试衣镜	5	4	3	2	1~0	
		物品齐全，大小尺寸合适，且在有效期内	5	4	3	2	1~0	
执行操作	75	穿刷手服或内穿衣,去除个人用品(如首饰、手表)后进行手卫生	5	4	3	2	1~0	
		戴医用防护口罩，调节口罩系带位置，确保松紧合适；调节鼻夹手法正确，检查口罩密闭性	5	4	3	2	1~0	
		戴一次性医用帽子，检查是否破损，头发有无外露	5	4	3	2	1~0	
		戴内层乳胶手套，检查手套完好性，覆盖袖口	5	4	3	2	1~0	
		穿防护服：选择防护服型号合适；正确穿戴，穿时双手握住左右袖口，避免帽子、袖口拖地	5	4	3	2	1~0	
		戴外层乳胶手套，检查手套完好性	5	4	3	2	1~0	
		戴一次性面屏或护目镜（必要时做防雾处理），检查物品有无破损；护目镜调整松紧系带，确保密闭性	5	4	3	2	1~0	
		穿一次性鞋套,规范穿戴防水靴套(必要时)	5	4	3	2	1~0	
		检查穿戴是否完好，防护是否到位，有无皮肤外露，进行伸展检查	5	4	3	2	1~0	
		进入摘脱区,规范洗手,揉搓时间至少15s	5	4	3	2	1~0	

续表

项目	项目分值	操作要求	评分等级及分值					扣分
			A	B	C	D	E	
执行操作	75	手卫生，摘护目镜方法正确，放入护目镜浸泡桶（一次性面屏丢弃）	5	4	3	2	1～0	
		手卫生，脱防护服，同时脱去外层乳胶手套，（内面向外翻卷）投入医疗废物桶内	5	4	3	2	1～0	
		脱内层手套，脱手套时污染面不接触手套内面	5	4	3	2	1～0	
		手卫生，摘帽时外表面不接触头面部	5	4	3	2	1～0	
		手卫生，摘医用防护口罩，手不能触及口罩外表面，脱口罩瞬间低头闭眼	5	4	3	2	1～0	
操作后处置	5	洗手：手卫生时机正确，自身及环境无污染	5	4	3	2	1～0	
质量评价	5	操作熟练、规范	5	4	3	2	1～0	
总分	100							

第4节　穿脱隔离衣技术

一、目　的

1. 保护医务人员避免受到血液、体液及其他感染性物质的污染。
2. 保护患者避免感染。

二、评估内容

1. 评估患者病情，目前采取的隔离类型及隔离措施。
2. 评估隔离衣的大小、长短，有无破损、潮湿，以及放置的区域。

三、操作前准备

1. 仪表准备

（1）衣帽整洁，符合操作要求。

（2）仪表大方，举止端庄。

2. 环境准备

环境整洁、宽敞、安全。

3. 用物准备

挂衣架、隔离衣、手卫生设施。

四、操作流程

穿隔离衣技术操作流程（见图4-4-1）：自身准备→评估隔离类型，隔离衣大小是否合适，挂放是否得当→规范洗手→取隔离衣，确定清洁面朝向自己（若为一次性隔离衣，则检查外包装后打开）一手持衣领，另一手伸入一侧衣袖内→持衣领的手向上拉衣领→换手持衣领，同法穿好另一侧衣袖→系领→两手持衣领，由领子中央顺着边缘由前向后系好衣领→整理袖口→系腰带→将隔离衣一边（约在腰下5cm处）逐渐向前拉，见到衣边捏住，同法捏住另一侧衣边→两手在背后将衣边对齐，向一侧折叠→一手按着折叠处，另一手将腰带拉至背后折叠处→腰带在背后交叉，回到前面打一活结系好。

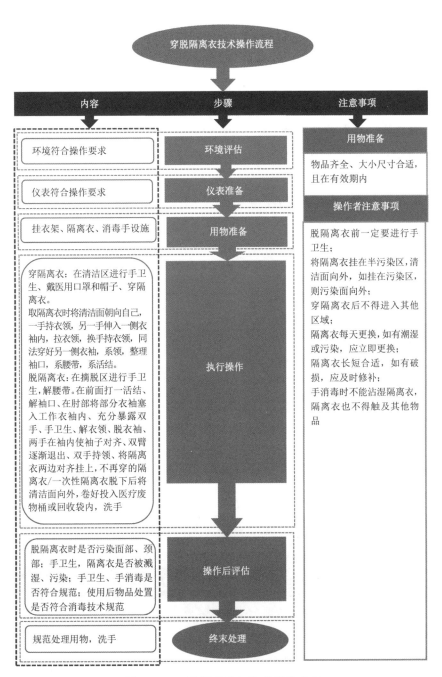

图 4-4-1 穿脱隔离衣技术操作流程

脱隔离衣技术操作流程（见图 4-4-1）：先解腰带，在前面打一活结→解袖口，在肘部将部分衣袖塞入工作衣袖内，充分暴露双手→手卫生→解衣领→脱衣袖→手伸入另一侧袖口内→拉下衣袖过手→再用衣袖遮住的手在外面握住另一衣袖的外面并拉下袖子→双手在袖内使袖子对齐，双臂逐渐退出→挂衣架，双手持领，将隔离衣两边对齐挂上→不再穿的隔离衣／一次性隔离衣脱下后将清洁面向外，卷好投入医疗废物桶内→规范洗手。

五、常见操作并发症及处理

穿脱隔离衣技术常见操作并发症及处理见表 4-4-1。

表 4-4-1　穿脱隔离衣技术常见操作并发症及处理

序号	名称	常见原因	处理措施
1	职业暴露	（1）未按规范流程穿脱隔离衣；（2）隔离衣大小及型号不合适、隔离衣破损导致失去有效防护作用，增加职业暴露风险	（1）穿脱隔离衣前按规范流程进行培训考核；（2）检查隔离衣的完整性；（3）规范出现异常后的应急处置流程，降低感染风险

六、评分标准

穿脱隔离衣技术操作评分标准见表 4-4-2。

表 4-4-2　穿脱隔离衣技术操作评分标准

项目	项目分值	操作要求	评分等级及分值					扣分
			A	B	C	D	E	
操作前准备	20	仪表端庄，着装整洁，规范洗手	5	4	3	2	1～0	
		环境整洁、宽敞、安全	5	4	3	2	1～0	
		评估隔离类型,隔离衣大小是否合适,挂放是否得当	5	4	3	2	1～0	
		准备用物，如隔离衣、挂衣架、手卫生设施	5	4	3	2	1～0	

项目	项目分值	操作要求	评分等级及分值					扣分
			A	B	C	D	E	
执行操作	70	取下手表、饰物，卷袖过肘，洗手	5	4	3	2	1～0	
		手持衣领取下隔离衣，两手将衣领的两端向外折，使内面朝向操作者，并露出袖子内口	5	4	3	2	1～0	
		将左臂入袖，举起手臂，将衣袖上抖，用左手持衣领，同法穿右臂衣袖	5	4	3	2	1～0	
		两手持领子中央，沿着领边向后将领扣扣好（系好）	5	4	3	2	1～0	
		整理袖口，解开腰带活结	5	4	3	2	1～0	
		将隔离衣的一边逐渐向前拉，直至触到边缘后用手捏住，同法捏住另一侧，两手在背后将两侧边缘对齐，向一侧折叠，以一手按住	5	4	3	2	1～0	
		另一手将腰带拉至背后压住折叠处，将腰带在背后交叉，再回到前面打一活结，双手置于胸前	5	4	3	2	1～0	
		解腰带，在前面打一活结	5	4	3	2	1～0	
		解开两袖扣，在肘部将部分袖子塞入工作服衣袖下，使双手露出	5	4	3	2	1～0	
		消毒双手，解衣领	5	4	3	2	1～0	
		左手伸入右手袖口内拉下衣袖过手，再用衣袖遮住的右手在衣袖外面拉下左手衣袖过手	5	4	3	2	1～0	
		双手轮换握住袖子，手臂逐渐退出	5	4	3	2	1～0	
		一手自衣内握住肩缝，随即用另一手拉住衣领，使隔离衣外面向外两边对齐挂在衣架上	5	4	3	2	1～0	
		将不再穿的隔离衣清洁面向外，卷好投入医疗废物桶内	5	4	3	2	1～0	

续表

项目	项目分值	操作要求	评分等级及分值					扣分
			A	B	C	D	E	
操作后处置	5	脱隔离衣时是否污染面部、颈部；洗手；隔离衣是否被溅湿、污染，洗手、手消毒是否符合规范，使用后的物品处置是否符合消毒技术规范	5	4	3	2	1～0	
质量评价	5	操作熟练、规范	5	4	3	2	1～0	
总分	100							

第5章 给药技术

第1节 口服给药技术

一、目　的

协助患者遵医嘱正确服药，以达到减轻症状、治疗疾病、维护正常生理功能、协助诊断和预防疾病的目的。

二、评估内容

1. 评估患者病情、治疗情况、心理状态及自理能力。

2. 评估患者用药史、过敏史和家族史。

3. 评估患者是否适合口服给药，有无口腔、食管疾病，有无吞咽困难及呕吐。

4. 告知服药的目的及注意事项。

5. 环境清洁、安静且有足够照明。

三、操作前准备

1. 仪表准备

（1）衣帽整洁，符合操作要求。

（2）仪表大方，举止端庄。

2. 环境准备

环境整洁、安静、明亮。

3. 用物准备

口服药、口服药执行单、PDA扫描仪、温开水、温馨提示卡、药车。

四、操作流程

口服给药技术操作流程（见图 5-1-1）：药房送口服药→使用工号、密码登录 PDA 医惠护理系统→进入病区功能界面，扫描二维码，确认收药→双人核对，将药物按床位及服用顺序放入药车→携带口服药执行单，推药车到病房，双人逐项核对药袋及执行单上的各项信息→核对患者身份信息→解释口服药物的目的及种类，取得患者的配合→用 PDA 扫描仪扫描口服药药袋二维码（患者有多包药时一一扫描，红色斜体字提示高警示药物）→再次核对患者身份信息，扫描手腕带，确认无误后发药（如有疑问，需核实医嘱无误后再发药；若患者不在病房，则不能发放药物，可在床头桌上放置温馨提示卡）→指导患者正确服药→交代相关注意事项→规范洗手，记录。

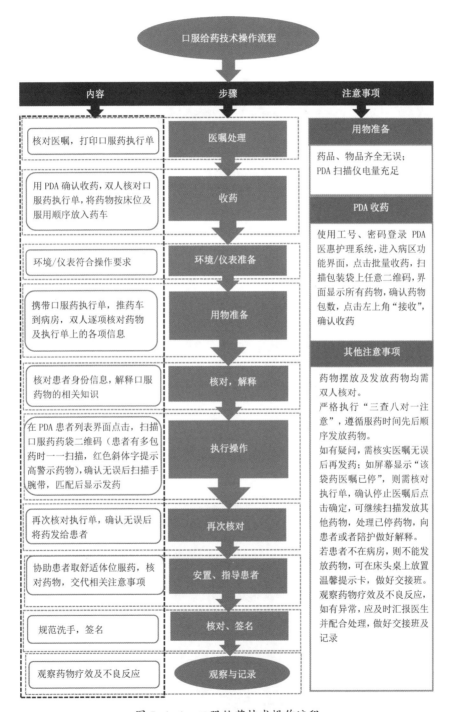

图 5-1-1　口服给药技术操作流程

五、常见操作并发症及处理

口服给药技术常见操作并发症及处理见表 5-1-1。

表 5-1-1　口服给药技术常见操作并发症及处理

序号	名称	常见原因	预防及处理措施
1	过敏反应	（1）未了解患者的药物过敏史； （2）使用易交叉过敏的药物； （3）个别处于高敏状态的药疹患者，易对原本不敏感的药物发生过敏反应	（1）用药前须询问过敏史； （2）如发生过敏，应立即停止给药，遵医嘱予以对症处理； （3）告知患者使用该药物可能发生过敏反应，并记录在门诊病历、住院病历等中
2	给药对象、药品及给药时间错误	（1）给药前未对患者进行全面、准确的评估； （2）未严格根据医嘱给药或盲目执行医嘱； （3）未严格执行"三查八对一注意"； （4）未对患者进行有关药物知识的宣教； （5）未及时观察患者服药后的反应	（1）给药前对患者进行全面、准确的评估； （2）严格根据医嘱给药，对于有疑问的医嘱，要了解清楚后方可给药，避免盲目执行医嘱； （3）正确核对信息，严格执行"三查八对一注意"； （4）若患者提出疑问，应认真听取，重新核对，确认无误后方可给药
3	药物误入气道	（1）服药不慎误入气道； （2）高龄、误吸风险高危患者	（1）指导和协助患者服药； （2）如发生药物误入气道，积极配合医生抢救

六、评分标准

口服给药技术操作评分标准见表 5-1-2。

表 5-1-2　口服给药技术操作评分标准

项目	项目分值	操作要求	评分等级及分值					扣分
			A	B	C	D	E	
仪表	5	工作衣、帽、口罩穿戴整齐，符合规范	5	4	3	2	1～0	
操作前准备	20	环境清洁、安静且有足够照明	5	4	3	2	1～0	
		评估患者，询问用药史、过敏史和家族史	5	4	3	2	1～0	
		做好解释，取得患者的配合	5	4	3	2	1～0	
		根据病情需要准备药物、物品，且放置合理	5	4	3	2	1～0	
执行操作	50	核对医嘱，打印口服药执行单	5	4	3	2	1～0	
		PDA 正确收药	5	4	3	2	1～0	
		双人核对口服药执行单，并将药物按床位及服用顺序放入药车	5	4	3	2	1～0	
		双人逐项核对床号、患者姓名，以及药物名称、剂量、浓度、用法、时间	5	4	3	2	1～0	
		解释口服药物的相关知识	5	4	3	2	1～0	
		使用 PDA 正确扫描手腕带二维码，核对无误后发药	5	4	3	2	1～0	
		再次核对患者及药物信息	5	4	3	2	1～0	
		协助、指导患者服药	5	4	3	2	1～0	
		患者不在病房时，需放置服药温馨提示卡	5	4	3	2	1～0	
		宣教相关注意事项	5	4	3	2	1～0	
操作后处置	10	观察患者服药后疗效及不良反应	5	4	3	2	1～0	
		规范处理用物，洗手，记录	5	4	3	2	1～0	
质量评价	15	严格执行"三查八对一注意"，严格执行医嘱	5	4	3	2	1～0	
		沟通良好，关心患者	5	4	3	2	1～0	
		操作熟练、规范	5	4	3	2	1～0	
总分	100							

第2节 注射技术

一、目 的

1. 皮内注射

（1）皮肤试验。

（2）预防接种。

（3）局部麻醉的先驱步骤。

2. 皮下注射

（1）注入小剂量药物，用于不宜口服给药而需在一定时间内产生药效时。

（2）局部供药。

（3）预防接种菌苗、疫苗。

3. 肌内注射

（1）不宜或不能口服、皮下注射、静脉注射且要求迅速发挥疗效时使用。

（2）用于注射刺激性较强或药量相对较大的药物。

二、评估内容

1. 评估患者的病情、意识状态、配合程度，了解患者有无用药史、过敏史。

2. 评估患者注射部位的皮肤状况。

三、操作前准备

1. 仪表准备

（1）衣帽整洁，符合操作要求。

（2）仪表大方，举止端庄。

2. 环境准备

（1）环境整洁、安静、舒适、安全。

（2）病室内减少人员走动，不在注射时清扫床铺、地面及更换被服。

3. 用物准备

（1）皮内注射：治疗盘（消毒棉签、干棉签）、按医嘱准备的药液、砂轮、1ml注射器、急救盒（肾上腺素、砂轮、一次性注射器）、治疗车（免洗手消毒液、医用垃圾桶、利器盒）、无菌盘。

（2）皮下注射：治疗盘（消毒棉签、干棉签）、按医嘱准备的药液、砂轮、注射器、无菌治疗巾、治疗车（免洗手消毒液、医用垃圾桶、利器盒）、无菌盘。

（3）肌内注射：治疗盘（消毒棉签、干棉签）、按医嘱准备的药液、砂轮、注射器、无菌治疗巾、治疗车（免洗手消毒液、医用垃圾桶、利器盒）、无菌盘。

四、操作流程

注射技术操作流程：按医嘱抽吸药液至无菌盘内→清洁治疗车、治疗台→规范洗手→将治疗车推至患者床边→做好解释→查对患者身份信息，再次询问药物用药史、过敏史→评估病情、意识状态、配合程度，以及局部皮肤状况→拉床帘。

（1）皮内注射技术操作流程（见图 5-2-1）：安置合适体位，选择注射部位→75% 乙醇溶液消毒局部皮肤→打开无菌盘→取出干棉签→取出注射药物，排气→再次核对→左手绷紧注射部位皮肤，右手持注射器→针头斜面向上，与皮肤呈 5°进针→待斜面全部进入皮内后→左手拇指固定针栓，右手推注药液 0.1ml →使局部隆起形成一半球形皮丘，皮肤变白，显露毛孔→注射完毕，拔出针头→干棉签轻压针孔（皮试勿按压）→注射后再次核对→规范处理用物→规范洗手→按时观察结果并记录。

（2）皮下注射技术操作流程（见图 5-2-2）：安置合适体位，选择注射部位→用碘伏棉签或葡萄糖酸氯己定棉签消毒皮肤（胰岛素注射除外）→打开无菌盘→取出干棉签→取出注射药物，排气→再次核对→左手绷紧皮肤，右手持注射器，示指固定针栓→针头与皮肤呈 30°～ 40°→迅速刺入针头的 1/2～2/3 →固定针栓→左手抽吸无回血后可推药→注射完毕后快速拔针→用干棉球轻压针孔→注射后再次核对→规范处理用物→规范洗手，记录。

（3）肌内注射技术操作流程（见图 5-2-3）：安置合适体位→选择注射部位—规范洗手→消毒皮肤→打开无菌盘→取出干棉签→取出注射药物，排气→再次核对→左手拇指、示指绷紧局部皮肤→右手以执笔式持注射器，中指固定针栓→迅速垂直刺入针头的 1/2～2/3 →左手抽回血→如无回血，缓慢注入药液→注射完毕，用干棉签轻压针眼处→快速拔针→按压至不出血为止→操作后再次核对→规范处理用物→整理床单位→规范洗手，记录。

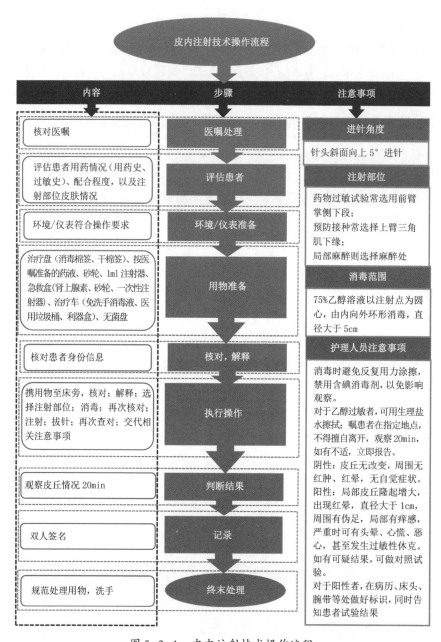

图 5-2-1 皮内注射技术操作流程

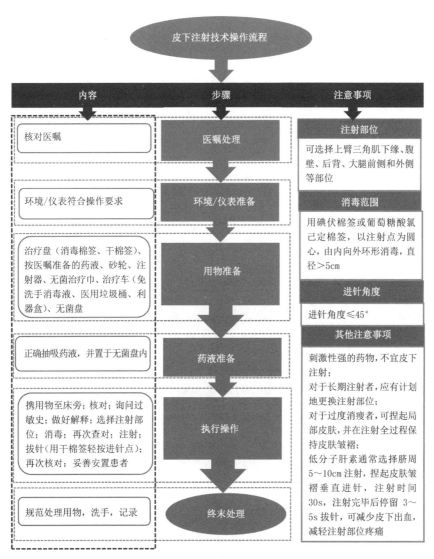

图 5-2-2　皮下注射技术操作流程

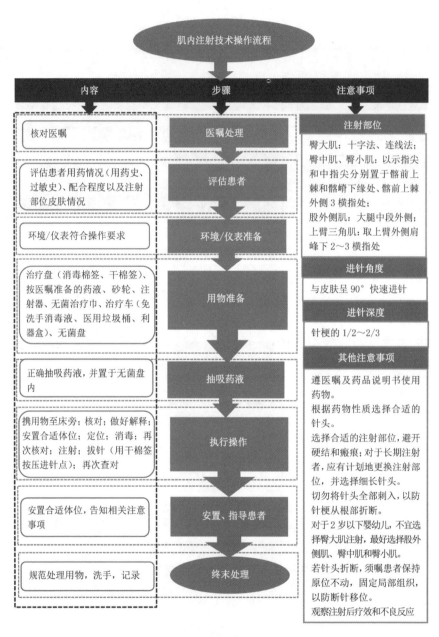

图 5-2-3 肌内注射技术操作流程

五、常见操作并发症及处理

各种注射技术常见操作并发症及处理见表 5-2-1。

表 5-2-1　各种注射技术常见操作并发症及处理

序号	名称	常见原因	预防及处理措施
1	出血	（1）操作时针头刺破血管； （2）患者有凝血功能障碍； （3）注射完毕后未准确按压注射部位，按压时间不充分	（1）操作前仔细询问患者有无凝血功能障碍，有障碍者适当延长按压时间； （2）按压注射部位不准确，按压时间不充分； （3）对于有血肿形成者，遵医嘱予以处理
2	硬结形成	（1）同一部位反复穿刺，未避开瘢痕、炎症部位； （2）注射部位发生感染、纤维组织增生； （3）未准确掌握注射深度和角度	（1）避免长期在同一部位注射，且注射时避开瘢痕、炎症、皮肤破损处； （2）加强培训，准确掌握注射深度； （3）严格执行无菌技术操作规程； （4）一旦形成硬结，遵医嘱给予湿热敷、理疗等处理
3	神经损伤	（1）注射部位选择不当； （2）药物直接刺激和局部高浓度药物毒性导致神经损伤； （3）患者个体差异； （4）注射过程中未关注患者主诉	（1）正确选择注射部位，避开神经和血管走向部位； （2）若注射过程中发现神经支配区麻木或放射痛，应立即改变进针方向或停止注射； （3）一旦发生神经损伤，遵医嘱给予理疗、热敷、营养神经药物治疗等处理
4	穿刺处渗液	（1）反复在同一部位注射； （2）每次注射药量过多； （3）局部血液循环差，组织吸收药液缓慢	（1）选择合适的注射部位，如神经、血管少的部位； （2）严格掌握注射剂量； （3）避免同一部位反复注射，轮换注射部位； （4）一旦发现药液外渗，应中止注射，并遵医嘱予以处理

六、评分标准

皮内注射技术操作评分标准见表 5-2-2，皮下注射技术操作评分标准见表 5-2-3，肌内注射技术操作评分标准见表 5-2-4。

表 5-2-2　皮内注射技术操作评分标准

项目	项目分值	操作要求	评分等级及分值					扣分
			A	B	C	D	E	
仪表	5	工作衣、帽、口罩穿戴整齐，符合规范	5	4	3	2	1～0	
操作前准备	30	环境清洁，修剪指甲，规范洗手，戴口罩	5	4	3	2	1～0	
		备齐药物和用物，且放置合理	5	4	3	2	1～0	
		检查一次性用物质量	5	4	3	2	1～0	
		核对医嘱	5	4	3	2	1～0	
		"三查八对"（床号、姓名、药物名称、浓度、剂量、有效期、时间、用法）	5	4	3	2	1～0	
		清洁治疗台，规范洗手	5	4	3	2	1～0	
执行操作	55	评估患者病情、意识状态、皮肤情况	5	4	3	2	1～0	
		核对患者身份信息，做好解释	5	4	3	2	1～0	
		询问过敏史、用药史	5	4	3	2	1～0	
		注射部位准确	5	4	3	2	1～0	
		注射方法正确	5	4	3	2	1～0	
		注射量准确	5	4	3	2	1～0	
		拔针方法正确	5	4	3	2	1～0	
		严格执行无菌技术操作规程	5	4	3	2	1～0	
		能准确判断皮试结果	5	4	3	2	1～0	
		两人判断并双签名	5	4	3	2	1～0	
		准确记录结果，并做好标识	5	4	3	2	1～0	
操作后处置	5	将一次性针头放入利器盒内，用物处置正确	5	4	3	2	1～0	
质量评价	5	沟通良好，操作熟练、规范	5	4	3	2	1～0	
总分	100							

表 5-2-3　皮下注射技术操作评分标准

项目	项目分值	操作要求	评分等级及分值					扣分
			A	B	C	D	E	
仪表	5	工作衣、帽、鞋穿戴整齐，符合规范	5	4	3	2	1～0	
操作前准备	30	环境清洁，修剪指甲，规范洗手，戴口罩	5	4	3	2	1～0	
		备齐药物和用物，且放置合理	5	4	3	2	1～0	
		检查一次性用物质量	5	4	3	2	1～0	
		核对医嘱	5	4	3	2	1～0	
		"三查八对"（床号、姓名、药物名称、浓度、剂量、有效期、时间、用法）	5	4	3	2	1～0	
		清洁治疗台，规范洗手	5	4	3	2	1～0	
执行操作	55	评估患者病情、意识状态、皮肤情况	5	4	3	2	1～0	
		核对患者身份信息，询问过敏史，做好解释	5	4	3	2	1～0	
		选择注射部位（上臂三角肌下缘、腹壁、后背、大腿前侧和外侧等）	5	4	3	2	1～0	
		检查局部皮肤情况	5	4	3	2	1～0	
		碘伏棉签或葡萄糖酸氯己定棉签以注射点为中心，由内向外环形消毒皮肤2遍，消毒直径＞5cm，待干	5	4	3	2	1～0	
		再次确认患者身份信息及药物名称、剂量，备干棉签	5	4	3	2	1～0	
		以正确手法进针（平执式持注射器，针尖斜面向上）	5	4	3	2	1～0	
		固定针栓，确定无回血，均匀、缓慢推注药液	5	4	3	2	1～0	
		注射完毕后，快速拔针，正确按压穿刺点	5	4	3	2	1～0	
		再次确认患者身份信息及药物名称、剂量，观察用药反应	5	4	3	2	1～0	
		用物处置正确	5	4	3	2	1～0	

续表

项目	项目分值	操作要求	评分等级及分值					扣分
			A	B	C	D	E	
操作后处置	5	整理床单位，妥善安置患者	5	4	3	2	1～0	
质量评价	5	沟通良好，操作熟练、规范	5	4	3	2	1～0	
总分	100							

表 5-2-4　肌内注射技术操作评分标准

项目	项目分值	操作要求	评分等级及分值					扣分
			A	B	C	D	E	
仪表	5	工作衣、帽、口罩穿戴整齐，符合规范	5	4	3	2	1～0	
操作前准备	30	环境清洁，修剪指甲，规范洗手，戴口罩	5	4	3	2	1～0	
		备齐药物和用物，且放置合理	5	4	3	2	1～0	
		检查一次性用物质量	5	4	3	2	1～0	
		核对医嘱	5	4	3	2	1～0	
		"三查八对"（床号、姓名、药物名称、浓度、剂量、有效期、时间、用法）	5	4	3	2	1～0	
		清洁治疗台，规范洗手	5	4	3	2	1～0	
执行操作	55	评估患者病情、意识状态、皮肤情况	5	4	3	2	1～0	
		核对患者身份信息，做好解释	5	4	3	2	1～0	
		询问过敏史	5	4	3	2	1～0	
		选择正确体位	5	4	3	2	1～0	
		选择合适的注射部位	5	4	3	2	1～0	
		消毒棉签以注射点为中心环形消毒皮肤2遍，消毒直径＞5cm，待干	5	4	3	2	1～0	
		再次确认患者身份信息及药物名称、剂量，备干棉签	5	4	3	2	1～0	

续表

项目	项目分值	操作要求	评分等级及分值					扣分
			A	B	C	D	E	
执行操作	55	以正确手法进针	5	4	3	2	1～0	
		固定针栓，确定无回血，均匀、缓慢推注药液	5	4	3	2	1～0	
		注射完毕后，快速拔针，正确按压穿刺点	5	4	3	2	1～0	
		观察患者反应，询问患者感受，再次确认患者身份信息及药物名称、剂量	5	4	3	2	1～0	
操作后处置	5	整理床单位，安置患者于合适体位，将一次性针头放入利器盒内，用物处置正确	5	4	3	2	1～0	
质量评价	5	沟通良好，操作熟练、规范	5	4	3	2	1～0	
总分	100							

第3节　笔式胰岛素注射技术

一、目　的

将胰岛素注入皮下组织，以达到控制血糖的目的。

二、评估内容

1. 评估患者的病情、意识状态、配合程度，了解患者有无过敏史。

2. 评估患者的血糖、注射部位皮肤等情况，确认饮食是否到位及进餐时间。

三、操作前准备

1. 仪表准备

（1）衣帽整洁，符合操作要求。

（2）仪表大方，举止端庄。

2. 环境准备

环境整洁、安静、舒适、安全、温湿度适宜。

3. 用物准备

治疗盘（乙醇棉签、棉签、污物罐）、胰岛素针头、急救盒（肾上腺素、砂轮、一次性注射器）、治疗车、免洗手消毒液、利器盒、胰岛素笔芯及配套的胰岛素笔。

四、操作流程

笔式胰岛素注射技术操作流程如下（见图5-3-1）。

操作前准备：核对医嘱、打印胰岛素标识→清洁治疗台、治疗车，规范洗手→查对胰岛素质量→选择匹配的胰岛素笔→安装笔芯→粘贴标识→核查后双人签名→备治疗盘、急救盒于治疗车→整理治疗台→规范洗手。

操作过程：将治疗车推至患者床边→核对患者身份信息，询问过敏史→做好解释→确认饮食已到位及进餐时间→规范洗手→预混胰岛素规范摇匀（水平滚动、上下翻动各10下，查看药液呈白色云雾状）→用乙醇消毒笔芯皮塞，待干→装针头→垂直向上排气→核对医嘱，调节胰岛素剂量→选择注射部位并检查→

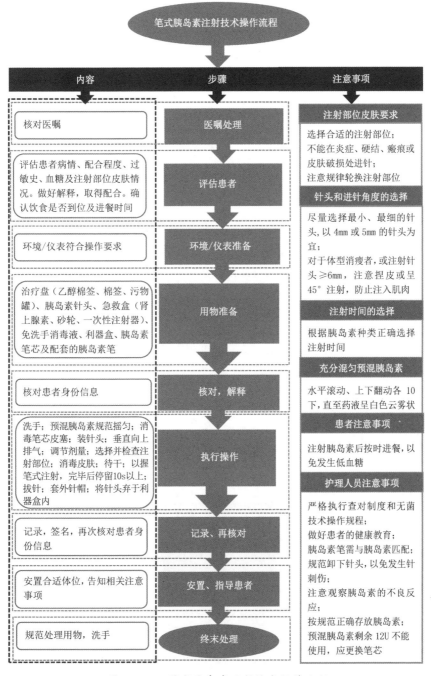

图 5-3-1 笔式胰岛素注射技术操作流程

用乙醇棉签消毒皮肤，待干→判断是否需捏皮，选择合适进针角度，以握笔式注射→推注完毕，停留 10s 以上（从拇指完全按下按钮后至针头从皮肤拔出需要停留 10s 以上）→拔针→套外针帽，将分离针头弃于利器盒内→再次核对→妥善安置患者→告知进餐时间及注意事项→规范处理用物→规范洗手，记录→妥善保存胰岛素。

五、常见操作并发症及处理

笔式胰岛素注射技术常见操作并发症及处理见表 5-3-1。

表 5-3-1　笔式胰岛素注射技术常见操作并发症及处理

序号	名称	常见原因	预防及处理措施
1	疼痛	（1）胰岛素针头较长较粗、重复使用； （2）从冰箱中取出的胰岛素未复温； （3）注射部位未轮换，乙醇未待干； （4）进针、拔针缓慢或方向改变； （5）注射在毛发根部； （6）注射的胰岛素剂量较大； （7）注射时捏皮过紧	（1）使用更细更短的胰岛素针头，注射针头一次性使用； （2）胰岛素室温保存或从冰箱中取出，在室温下复温半小时后再注射； （3）避免 1 个月内重复选择同一注射点，消毒皮肤后待乙醇彻底挥发后再注射； （4）进针及拔针应快速平滑前进，动作轻柔； （5）避免在毛发根部注射； （6）使用大剂量胰岛素时，可拆分注射； （7）使用拇指、示指及中指轻捏皮肤
2	皮下脂肪增生／脂肪萎缩	（1）长期注射胰岛素或使用低纯度胰岛素； （2）注射部位未轮换； （3）针头重复使用	（1）选择提纯工艺好的胰岛素产品或更换胰岛素剂型； （2）规律轮换注射部位，每次注射点应与上次注射点至少相距 1cm，避免 1 个月内重复选择同一注射点； （3）针头一次性使用
3	出血和淤血	针头在注射过程中碰到血管或毛细血管床	（1）出血部位用棉签轻压 5～10s 止血； （2）出现频发或过度的出血和（或）淤血时，应仔细评估注射技术，并确认是否存在凝血功能障碍或使用抗凝药物

序号	名称	常见原因	预防及处理措施
4	漏液	（1）针头与胰岛素笔芯之间密封不良； （2）未正确按压拇指按钮，注射后过快拔出针头； （3）使用较大剂量胰岛素	（1）确保针头与胰岛素笔的兼容性； （2）从拇指完全按下按钮至针头从皮肤拔出需要停留 10s 以上； （3）使用内径更宽的针头； （4）使用较大剂量胰岛素时，可拆分注射
5	感染	（1）无菌操作不严格； （2）针头重复使用	（1）严格执行无菌技术操作规程； （2）针头一次性使用； （3）若发生感染，遵医嘱予以处理
6	针刺伤	（1）徒手拧下注射针头，双手回套针帽； （2）未按规定处置胰岛素针头	（1）使用安全型注射针头； （2）单手套上外针帽或使用工具卸下针头； （3）使用过的针头卸下后直接放入利器盒内； （4）若发生针刺伤，按针刺伤流程予以处理

六、评分标准

笔式胰岛素注射技术操作评分标准见表 5-3-2。

表 5-3-2　笔式胰岛素注射技术操作评分标准

项目	项目分值	操作要求	评分等级及分值					扣分
			A	B	C	D	E	
仪表	5	工作衣、帽、口罩穿戴整齐，符合规范	5	4	3	2	1～0	
操作前准备	25	清洁治疗台、治疗车，规范洗手，戴口罩	5	4	3	2	1～0	
		用物准备齐全，检查质量及有效期	5	4	3	2	1～0	
		核查医嘱、胰岛素质量	5	4	3	2	1～0	
		选择匹配的胰岛素笔，安装笔芯	5	4	3	2	1～0	

续表

项目	项目分值	操作要求	评分等级及分值					扣分
			A	B	C	D	E	
操作前准备	25	做好胰岛素笔标识，注明床号、姓名、住院号、药物名称、开启时间、失效时间，双人核查后双签名	5	4	3	2	1～0	
执行操作	60	正确识别患者身份信息，询问过敏史，做好解释	5	4	3	2	1～0	
		确认饮食到位及进餐时间	5	4	3	2	1～0	
		预混胰岛素充分摇匀（水平滚动、上下翻动各 10 下，查看药液呈白色云雾状）	5	4	3	2	1～0	
		使用乙醇棉签消毒瓶塞并待干，安装针头	5	4	3	2	1～0	
		旋转剂量按钮至 2U，垂直向上排气至针尖溢出一滴完整的药液	5	4	3	2	1～0	
		核对医嘱，调节胰岛素剂量	5	4	3	2	1～0	
		选择并检查注射部位	5	4	3	2	1～0	
		使用乙醇棉签消毒皮肤，待干	5	4	3	2	1～0	
		判断是否需捏皮；选择合适的进针角度，以握笔式注射	5	4	3	2	1～0	
		缓慢推注，注射完毕后针头停留 10s 以上拔针	5	4	3	2	1～0	
		套外针帽，将分离针头弃于利器盒内，再次核对	5	4	3	2	1～0	
		妥善安置患者，交代进餐时间及注意事项	5	4	3	2	1～0	
操作后处置	5	规范处理用物，洗手，记录，妥善保存胰岛素	5	4	3	2	1～0	
质量评价	5	关心患者，沟通良好，操作熟练、规范	5	4	3	2	1～0	
总分	100							

第 4 节　胰岛素泵操作技术

一、目　的

模拟人体胰岛素分泌模式，智能精准输注胰岛素，及时、有效、安全地控制患者血糖。

二、评估内容

1. 评估患者的病情、意识状态、配合程度、用药史及药物过敏史。

2. 评估患者的血糖、注射部位皮肤情况等，确认饮食是否到位及进餐时间。

三、操作前准备

1. 仪表准备

（1）衣帽整洁，符合操作要求。

（2）仪表大方，举止端庄。

2. 环境准备

（1）环境整洁、安静、舒适、安全、温湿度适宜。

（2）病室内减少人员走动，不在操作胰岛素泵时清扫床铺、地面及更换被服。

3. 用物准备

治疗车、治疗盘（乙醇棉签、污物罐）、高警示药品标识、巡查记录单、导管标识、防导管滑脱警示牌、胰岛素泵、储药器、输注管路、医用垃圾桶、免洗手消毒液、利器盒。

四、操作流程

胰岛素泵操作技术流程（见图 5-4-1）：清洁治疗车、治疗台→规范洗手，戴口罩→核对医嘱→按医嘱准备药物，核对药物质量及有效期→做好胰岛素泵信息标识（床号、姓名、住院号、胰岛素种类、开启及失效时间）→第二人核查，并双人签名→检查胰岛素泵性能、电量、时间→设定基础率→储药器装液→连接输注管路→马达复位→连接胰岛素泵→充盈管路→再次核对医嘱→规范处理用物

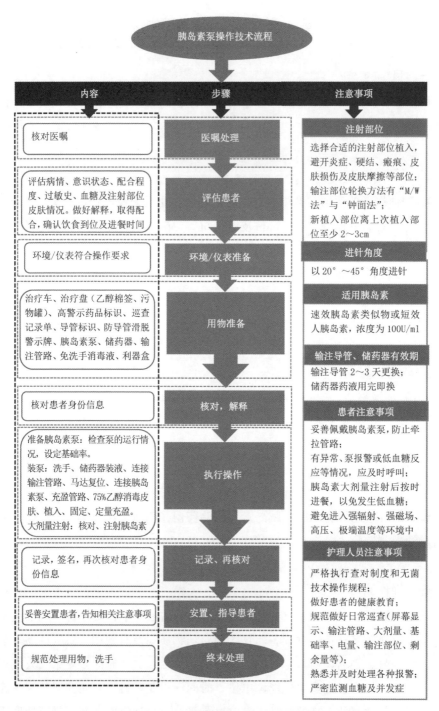

图 5-4-1 胰岛素泵操作技术流程

→清洁治疗车、治疗台→规范洗手。

将治疗车推至患者床边→核对患者身份信息→询问过敏史→做好解释→检查注射部位皮肤→用乙醇棉签消毒皮肤，待干→植入针头→妥善固定→定量充盈→再次核对→做好标识→妥善佩戴→确认饮食到位及进餐时间→遵医嘱注射大剂量胰岛素→确认注射成功→再次核对→妥善安置患者→告知进餐时间及注意事项→规范处理用物→规范洗手，记录。

五、常见操作并发症及处理

胰岛素泵操作技术常见操作并发症及处理见表 5-4-1。

表 5-4-1　胰岛素泵操作技术常见操作并发症及处理

序号	名称	常见原因	预防及处理措施
1	针头堵塞	（1）使用的针头太细，进针角度不当，输注时多次暂停； （2）导管内有血液或其他体液进入	（1）选择合适的针头，以20°～45°角度进针； （2）减少分离次数，避免使用过细针头； （3）选择餐前大剂量执行前更换管路，以减少堵塞的发生
2	胰岛素吸收障碍	穿刺针植入部位选择不当	（1）避开皮肤感染、皮下硬结、摩擦处、妊娠纹、脂肪增生或脂肪萎缩的区域，肥胖患者避开皮肤褶皱处； （2）及时、有计划地更换植入部位及输注管路
3	管路滑脱	（1）管路固定欠牢固； （2）不适当牵拉，活动过度，造成针头脱出体外	（1）规范植入，妥善固定； （2）做好日常巡查，加强健康教育； （3）若患者躁动，应适当加以约束
4	疼痛	（1）植入部位及深度欠妥； （2）局部皮肤感染	（1）正确选择并有计划地更换植入部位，深度适宜； （2）定期观察注射部位，如发生感染，遵医嘱予以处理

续表

序号	名称	常见原因	预防及处理措施
5	出血	（1）穿刺针植入部位及深度不正确； （2）输注管路针头刺伤血管	（1）正确选择植入部位，植入时若见回血，立即拔针并按压，更换管路后重新选择植入部位； （2）若发生出血，应及时报告医生，并遵医嘱予以处理
6	感染及硬结形成	（1）无菌操作不当； （2）超时使用输注管路； （3）不规范轮换植入部位； （4）出汗、衣物摩擦等外界因素刺激	（1）严格执行无菌技术操作规程； （2）每2～3天更换输注管路，规范轮换植入部位； （3）若发生感染及硬结，应汇报医生，并遵医嘱予以处理
7	低血糖	（1）食物摄入不及时或不足； （2）穿刺针植入部位不当； （3）参数设置错误	（1）做好患者饮食评估与指导； （2）选择合适的植入部位，避免植入过深而误入肌肉组织或血管； （3）确定胰岛素泵运行正常，正确设置参数，基础率、剂量与医嘱相符； （4）若发生低血糖，应按低血糖流程予以处理
8	高血糖	（1）输注异常； （2）穿刺针植入部位不当	（1）正确设置参数，做好日常巡查，及时发现日常故障并处理； （2）穿刺针植入部位应避开皮下脂肪增生等异常部位

六、评分标准

胰岛素泵操作技术评分标准见表5-4-2。

表5-4-2　胰岛素泵操作技术评分标准

项目	项目分值	操作要求	评分等级及分值					扣分
			A	B	C	D	E	
仪表	5	工作衣、帽、口罩穿戴整齐，符合规范	5	4	3	2	1～0	

续表

项目	项目分值	操作要求	评分等级及分值					扣分
			A	B	C	D	E	
操作前准备	10	清洁治疗台、治疗车，规范洗手，戴口罩	5	4	3	2	1～0	
		物品、药品准备齐全，检查质量及有效期	5	4	3	2	1～0	
执行操作	75	胰岛素泵信息及高警示药品标识齐全、正确	5	4	3	2	1～0	
		正确检查胰岛素泵性能、电量、时间	5	4	3	2	1～0	
		基础率设定正确	5	4	3	2	1～0	
		规范抽吸胰岛素，马达复位，连接安装	5	4	3	2	1～0	
		充盈管路，不浪费药液	5	4	3	2	1～0	
		再次核查，双人签名	5	4	3	2	1～0	
		正确识别患者身份信息，询问过敏史，做好解释	5	4	3	2	1～0	
		检查注射部位皮肤，规范消毒	5	4	3	2	1～0	
		正确植入针头	5	4	3	2	1～0	
		妥善固定，定量充盈，再次核查	5	4	3	2	1～0	
		做好导管及警示标识，妥善佩戴	5	4	3	2	1～0	
		确认进餐时间	5	4	3	2	1～0	
		正确注射大剂量胰岛素	5	4	3	2	1～0	
		确认注射完毕，再次核对	5	4	3	2	1～0	
		安置舒适体位，告知进餐时间及注意事项	5	4	3	2	1～0	
操作后处置	5	规范处理用物，洗手，记录	5	4	3	2	1～0	
质量评价	5	关心患者，沟通良好，操作熟练、规范	5	4	3	2	1～0	
总分	100							

第5节　超声雾化吸入技术

一、目　的

1. 湿化气道。

2. 消除炎症，控制呼吸道感染。

3. 解除支气管痉挛，改善通气功能。

4. 减轻呼吸道黏膜水肿，稀释痰液，祛痰镇咳。

二、评估内容

1. 评估患者病情、治疗情况、用药史和过敏史。

2. 评估患者的意识状态、肢体活动能力、对用药的认知及配合程度。

3. 评估患者呼吸道是否通畅，面部及口腔黏膜有无感染、溃疡等。

三、操作前准备

1. 仪表准备

（1）衣帽整洁，符合操作要求。

（2）规范洗手，戴口罩。

（3）仪表大方，举止端庄。

2. 环境准备

环境清洁、安静，光线、温湿度适宜。

3. 用物准备

超声波雾化吸入器、消毒雾化管、咬嘴（面罩）、药液（遵医嘱准备）、注射器、治疗盘、治疗巾、纱布、蒸馏水。

四、操作流程

超声雾化吸入技术操作流程如下（见图5-5-1）。

操作前准备：清洁治疗台、治疗车→规范洗手→检查超声波雾化吸入器各部件是否完好→连接雾化吸入器主件与附件→水槽内盛冷蒸馏水至水位线→接通电源，检查功能→关机，切断电源→规范洗手→查对药液→按医嘱配制药液（药液

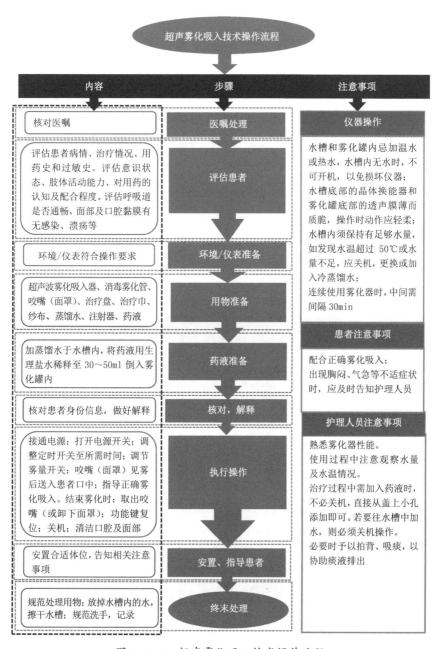

图 5-5-1　超声雾化吸入技术操作流程

稀释至30～50ml），并注入雾化罐中→连接雾化管与咬嘴（或面罩）→规范洗手。

操作过程：将治疗车推至患者床边→核对患者身份信息，做好解释→指导患者正确的雾化吸入方法→接通电源→打开电源开关→调整定时开关至所需时间→打开雾化开关→调节雾量→雾化管接咬嘴（或面罩）→见雾后，将咬嘴放入患者口中或面罩放于口鼻上→嘱患者用嘴深吸气，用鼻呼气，如此反复至药液吸完为止→取出咬嘴（或卸下面罩）→关雾化开关→关电源开关→清洁口腔及面部→鼓励患者咳嗽→协助翻身，拍背→整理床单位→将治疗车推至治疗室→规范消毒处理用物→放掉水槽内的水，擦干水槽→规范洗手，记录。

五、常见操作并发症及处理

超声雾化吸入技术常见操作并发症及处理见表5-5-1。

表5-5-1 超声雾化吸入技术常见操作并发症及处理

序号	名称	常见原因	预防及处理措施
1	过敏反应	雾化吸入药物在使用过程中会发生过敏反应，过敏的原因与其他给药途径一致	（1）在进行雾化吸入前，询问患者有无药物过敏史； （2）如患者出现临床症状，应立即中止雾化吸入； （3）若发生过敏反应，应立即报告医生，并遵医嘱予以处理
2	感染	（1）消毒不严格，雾化治疗结束后未及时对咬嘴（或面罩）、雾化罐及管路进行清洗和消毒； （2）年老体弱的患者自身免疫功能减退，较长时间雾化吸入抗生素，可诱发口腔真菌感染	（1）每次雾化治疗结束后，将雾化罐、咬嘴（或面罩）及管路用清水洗净，消毒后备用； （2）对于口腔真菌感染者，遵医嘱予以抗真菌治疗，如漱口、局部或全身用药等，注意口腔卫生； （3）对于肺部感染者，遵医嘱予以抗菌治疗，雾化后及时清洁口腔及面部

序号	名称	常见原因	预防及处理措施
3	呼吸困难	（1）黏稠的分泌物具有吸水性，长期积聚在支气管内的黏稠分泌物因雾化吸入吸水后膨胀，使原有部分堵塞的支气管完全堵塞； （2）药物过敏或雾化药物刺激性大，导致支气管痉挛	（1）嘱患者取半卧位，减少肺淤血，增加肺活量，以利于呼吸； （2）鼓励咳嗽，协助拍背，必要时吸痰以促进痰液排出； （3）在进行雾化吸入前，询问患者有无药物过敏史

六、评分标准

超声雾化吸入技术操作评分标准见表 5-5-2。

表 5-5-2　超声雾化吸入技术操作评分标准

项目	项目分值	操作要求	评分等级及分值					扣分
			A	B	C	D	E	
仪表	5	工作衣、帽、口罩穿戴整齐，符合规范	5	4	3	2	1～0	
操作前准备	35	规范洗手，戴口罩	5	4	3	2	1～0	
		备齐用物，检查物品质量	5	4	3	2	1～0	
		清洁治疗台，规范洗手	5	4	3	2	1～0	
		检查雾化器各部件，水槽内加冷蒸馏水至水位线	5	4	3	2	1～0	
		核对医嘱，正确配制药液	5	4	3	2	1～0	
		将药液倒入雾化罐内，检查无漏水，将雾化罐放入水槽，连接各部件	5	4	3	2	1～0	
		清洁操作台面，规范洗手	5	4	3	2	1～0	
执行操作	45	核对患者身份信息	5	4	3	2	1～0	
		做好解释，协助患者取合适体位	5	4	3	2	1～0	
		询问过敏史	5	4	3	2	1～0	
		接通电源，打开电源开关	5	4	3	2	1～0	

续表

项目	项目分值	操作要求	评分等级及分值					扣分
			A	B	C	D	E	
执行操作	45	调整定时开关至所需时间，打开雾量开关，调节雾量	5	4	3	2	1～0	
		将咬嘴放入患者口中（或将面罩放于口鼻上），指导患者正确雾化吸入	5	4	3	2	1～0	
		结束后取出咬嘴（或卸下面罩），功能键复位，关机	5	4	3	2	1～0	
		协助患者清洁面部及口腔	5	4	3	2	1～0	
		必要时翻身、拍背，取舒适卧位；整理床单位	5	4	3	2	1～0	
操作后处置	10	回治疗室规范处理用物，将水槽擦干	5	4	3	2	1～0	
		规范洗手，记录	5	4	3	2	1～0	
质量评价	5	关心患者，沟通良好，操作熟练、规范	5	4	3	2	1～0	
总分	100							

第 6 节　氧气雾化吸入技术

一、目　的

1. 湿化气道。

2. 消除炎症，控制呼吸道感染。

3. 解除支气管痉挛，改善通气功能。

4. 减轻呼吸道黏膜水肿，稀释痰液，祛痰镇咳。

二、评估内容

1. 评估患者病情、治疗情况、用药史和过敏史。

2. 评估患者的意识状态、肢体活动能力、对用药的认知及配合程度。

3. 评估患者呼吸道是否通畅，面部及口腔黏膜有无感染、溃疡等。

三、操作前准备

1. 仪表准备

（1）衣帽整洁，符合操作要求。

（2）规范洗手，戴口罩。

2. 环境准备

（1）环境清洁、安静，光线、温湿度适宜。

（2）远离火源。

3. 用物准备

氧气雾化吸入器、氧气装置（湿化瓶勿放水）、药液（遵医嘱准备）、注射器、"四防"卡、治疗车、治疗盘。

四、操作流程

氧气雾化吸入技术操作流程如下（见图 5-6-1）。

操作前准备：清洁治疗台、治疗车→规范洗手→核对医嘱→按医嘱配制药液，药液总量控制在 5～10ml →核对药物→注入氧气雾化吸入器的药杯内→备齐用物并置于治疗车上→整理、清洁治疗台→规范洗手。

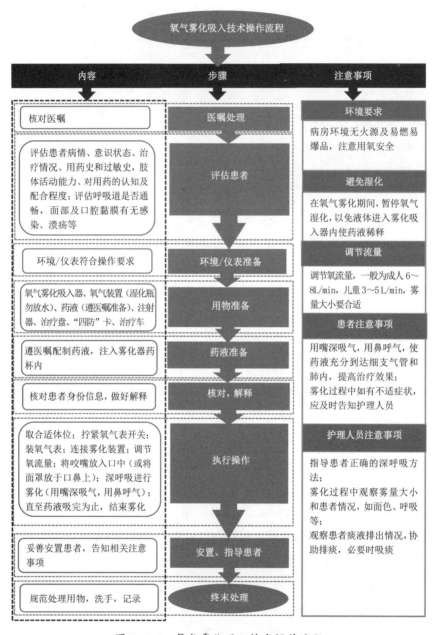

氧气雾化吸入技术操作流程

内容	步骤	注意事项

核对医嘱 → 医嘱处理

环境要求
病房环境无火源及易燃易爆品，注意用氧安全

评估患者病情、意识状态、治疗情况、用药史和过敏史，肢体活动能力、对用药的认知及配合程度；评估呼吸道是否通畅，面部及口腔黏膜有无感染、溃疡等 → 评估患者

避免湿化
在氧气雾化期间，暂停氧气湿化，以免液体进入雾化吸入器内使药液稀释

环境/仪表符合操作要求 → 环境/仪表准备

调节流量
调节氧流量，一般为成人6~8L/min，儿童3~5L/min，雾量大小要合适

氧气雾化吸入器、氧气装置（湿化瓶勿放水）、药液（遵医嘱准备）、注射器、治疗盘、"四防"卡、治疗车 → 用物准备

患者注意事项
用嘴深吸气，用鼻呼气，使药液充分到达细支气管和肺内，提高治疗效果；雾化过程中如有不适症状，应及时告知护理人员

遵医嘱配制药液，注入雾化器药杯内 → 药液准备

核对患者身份信息，做好解释 → 核对，解释

护理人员注意事项
指导患者正确的深呼吸方法；雾化过程中观察雾量大小和患者情况，如面色、呼吸等；观察患者痰液排出情况，协助排痰，必要时吸痰

取合适体位；拧紧氧气表开关；装氧气表；连接雾化装置；调节氧流量；将咬嘴放入口中（或将面罩放于口鼻上）；深呼吸进行雾化（用嘴深吸气，用鼻呼气）；直至药液吸完为止，结束雾化 → 执行操作

妥善安置患者，告知相关注意事项 → 安置、指导患者

规范处理用物，洗手，记录 → 终末处理

图 5-6-1 氧气雾化吸入技术操作流程

操作过程：将治疗车推至患者床边→核对患者身份信息→询问过敏史→做好解释→协助患者取合适体位→拧紧氧气表开关→装氧气表→连接氧气雾化吸入器→调节氧流量（成人 6～8L/min，儿童 3～5L/min）→将面罩放于患者口鼻上或将咬嘴放入患者口中，指导患者进行深呼吸（用嘴深吸气，用鼻呼气）→直至药液吸完为止→结束雾化→协助患者清洁面部、口腔→妥善安置患者→做好健康教育→规范处理用物→规范洗手，记录。

五、常见操作并发症及处理

氧气雾化吸入技术常见操作并发症及处理见表 5-6-1。

表 5-6-1　氧气雾化吸入技术常见操作并发症及处理

序号	名称	常见原因	预防及处理措施
1	过敏反应	雾化吸入药物在使用过程中会发生过敏反应，过敏的原因与其他给药途径一致	（1）在进行雾化吸入前，询问患者有无药物过敏史； （2）如患者出现临床症状，应立即中止雾化吸入； （3）若发生过敏反应，应立即报告医生，并遵医嘱予以处理
2	感染	（1）雾化器消毒不严格、重复使用； （2）患者自身免疫功能减退，较长时间雾化吸入抗生素，诱发口腔真菌感染	（1）雾化器应一次性使用； （2）注意口腔卫生，雾化后及时清洁口腔及面部； （3）对于口腔真菌感染者，遵医嘱予以抗真菌治疗，如漱口、局部或全身用药等； （4）对于肺部感染者，遵医嘱予以抗菌治疗
3	呼吸困难	（1）黏稠的分泌物具有吸水性，长期积聚在支气管内的黏稠分泌物因雾化吸入吸水后膨胀，使原有部分堵塞的支气管完全堵塞； （2）药物过敏或雾化药物刺激性大，导致支气管痉挛	（1）嘱患者取半卧位，减少肺淤血，增加肺活量，以利于呼吸； （2）鼓励咳嗽，协助拍背，必要时吸痰以促进痰液排出； （3）在进行雾化吸入前，询问患者有无药物过敏史

六、评分标准

氧气雾化吸入技术操作评分标准见表 5-6-2。

表 5-6-2　氧气雾化吸入技术操作评分标准

项目	项目分值	操作要求	评分等级及分值					扣分
			A	B	C	D	E	
仪表	5	工作衣、帽、口罩穿戴整齐，符合规范	5	4	3	2	1～0	
操作前准备	25	规范洗手，戴口罩	5	4	3	2	1～0	
		备齐用物，放置合理，检查一次性用物质量	5	4	3	2	1～0	
		清洁治疗车，规范洗手	5	4	3	2	1～0	
		核对医嘱，规范配制药液	5	4	3	2	1～0	
		药物注入雾化装置，再次核对药物	5	4	3	2	1～0	
执行操作	60	核对患者身份信息	5	4	3	2	1～0	
		做好解释，取合适体位	5	4	3	2	1～0	
		拧紧氧气表开关，装氧气表	5	4	3	2	1～0	
		再次核对，连接氧气雾化吸入器	5	4	3	2	1～0	
		调节氧流量（成人 6～8L/min，儿童 3～5L/min）	5	4	3	2	1～0	
		将面罩放于患者口鼻上或将咬嘴放入患者口中	5	4	3	2	1～0	
		指导患者进行深呼吸（用嘴深且慢吸气，用鼻呼气）	5	4	3	2	1～0	
		观察患者有无不良反应，交代相关注意事项	5	4	3	2	1～0	
		规范处理污物，规范洗手	5	4	3	2	1～0	
		吸毕，取下雾化器，关闭氧气表开关	5	4	3	2	1～0	
		协助患者清洁面部及口腔	5	4	3	2	1～0	
		必要时翻身、拍背，取舒适卧位；整理床单位	5	4	3	2	1～0	

项目	项目分值	操作要求	评分等级及分值					扣分
			A	B	C	D	E	
操作后处置	5	规范处理用物，洗手，记录	5	4	3	2	1～0	
质量评价	5	关心患者，沟通良好，操作熟练、规范	5	4	3	2	1～0	
总分	100							

第6章 输液与输血技术

第1节 静脉留置针输液技术

一、目 的

1. 补充水和电解质，维持酸碱平衡。

2. 增加血容量，维持血压，改善微循环。

3. 输入药液，达到解毒、控制感染、利尿等治疗疾病的目的。

4. 补充营养，供给热量，促进组织修复，增加体重，获得正氮平衡。

二、评估内容

1. 评估患者的病情、意识状态、配合程度，了解患者有无过敏史。

2. 评估患者穿刺部位的皮肤、血管状况及肢体活动度。

三、操作前准备

1. 仪表准备

（1）衣帽整洁，符合操作要求。

（2）仪表大方，举止端庄。

2. 环境准备

环境整洁、安静、舒适、安全。

3. 用物准备

治疗盘（消毒棉签、胶布、敷贴、静脉留置针）、药物（按医嘱准备）、砂轮、静脉留置针、注射器、输液器、无菌手套、治疗车（免洗手消毒液、压脉带、医用污物桶、利器盒）、固定托（备用）、绷带（备用）、生理盐水（备用）。

四、操作流程

1. 药液配制技术操作流程

药液配制技术操作流程（见图 6-1-1）：规范洗手，戴口罩→评估环境→清洁治疗台、治疗车→规范洗手→用物准备（注射器、消毒棉签、砂轮、无菌手套），查对一次性用物质量→遵医嘱准备药物，核对药名、剂量、浓度、时间、用法→检查药物质量、有效期→消毒安瓿／密封瓶、配制液体瓶口→抽吸药液（①安瓿抽吸法：将安瓿顶端的药液弹至体部，消毒，安瓿颈部划痕；再次消毒，折断，将注射器针头斜面向下，插入瓶口抽吸药液。②自密封瓶内吸取药液：除去铝盖中心部分或瓶盖，消毒瓶塞，待干，用无菌生理盐水、注射用水或专用溶媒将其充分溶解，将混悬剂摇匀后，注射器内吸入与所需药液等量的空气，将针头插入瓶内，注入空气，吸取药液至所需量，固定针栓，拔出针头）→加入配制液体中→再次核对，签名→处理用物→整理、清洁治疗台→规范洗手。

2. 静脉输液技术操作流程

静脉输液技术操作流程（见图 6-1-2）：将治疗车推至患者床边→核对患者身份信息，询问过敏史→做好解释→准备输液架→规范洗手→核对药液后，挂输液袋→将治疗盘置于床旁桌上→一次性成功排气（不浪费药液）→夹紧输液管，然后挂于输液架上→扎压脉带（穿刺点上方 6～10cm 处）→选择静脉→松止血带→消毒皮肤（以穿刺点为中心环形消毒，直径大于 8cm）→准备胶布、敷贴，打开留置针包装→扎止血带→连接留置针，排气→旋转松动外套管→去除针套→再次核对→以 15°～30°进针→见回血，压低角度再进少许→送软管，撤针芯→松压脉带，松拳→打开调速器→以穿刺点为中心，无张力粘贴敷贴（捏、抚、按三步骤）→注明置管时间并签名，正确粘贴标签→U 形固定延长管→调节滴速→再次核对→妥善安置患者→做好用药指导和置管期间健康教育→规范处理用物→规范洗手，记录。

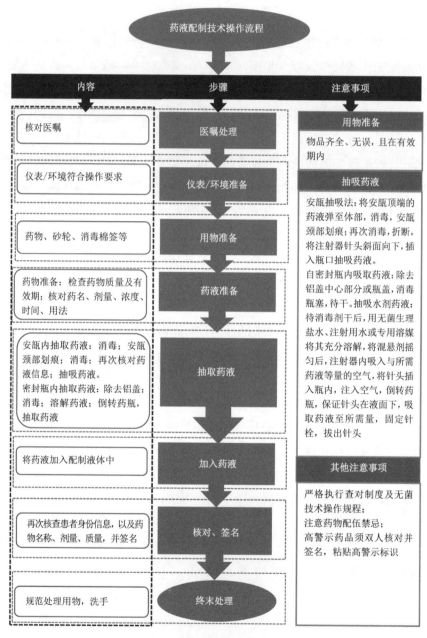

图 6-1-1 药液配制技术操作流程

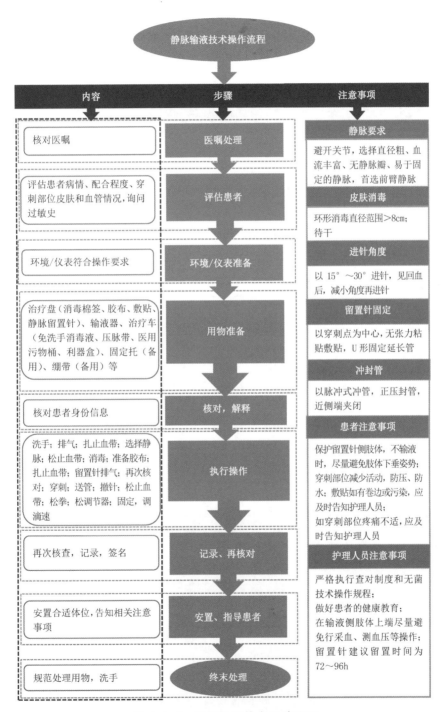

图 6-1-2　静脉输液技术操作流程

五、常见操作并发症及处理

静脉输液技术常见操作并发症及处理见表 6-1-1。

表 6-1-1　静脉输液技术常见操作并发症及处理

序号	名称	常见原因	预防及处理措施
1	静脉炎	（1）无菌操作不严格； （2）输入高浓度刺激性较强的药物； （3）留置针材质刺激性较强，留置时间长	（1）严格执行无菌技术操作规程； （2）当输入刺激性较强的液体时，应选择合适的输液工具与方式； （3）严格控制药物浓度及输液速度； （4）避免在同一部位反复穿刺及输液； （5）如发生静脉炎，应根据需要拔除导管，停止在该部位输液，并将患肢抬高制动，遵医嘱用药
2	发热	（1）用物清洁灭菌不彻底； （2）输入的溶液或药物不纯，消毒保存不良； （3）输液器具消毒不严或被污染； （4）输液过程中未能严格执行无菌技术操作规程	（1）严格检查药物及器具； （2）认真检查药物的质量； （3）严格检查输液用具的质量及有效期； （4）严格执行无菌技术操作规程； （5）严格掌握药物配伍禁忌； （6）对于发热反应轻者，减慢输液速度，注意保暖，严密观察；对于发热反应严重者，立即停止输液，遵医嘱予以对症处理
3	药物渗出	（1）穿刺不当； （2）部位选择不当； （3）患者血管因素；	（1）加强培训，提高穿刺技术； （2）合理选择穿刺部位，避开关节处穿刺，避免在同一部位反复穿刺
4	注射部位皮肤损伤	（1）患者皮肤敏感、水肿等； （2）敷料粘贴不当； （3）去除敷贴手法不当	（1）根据患者皮肤状况选择合适的敷贴，动作轻柔； （2）以 0°或 180°撕除敷贴
5	急性肺水肿	（1）输液速度过快； （2）基础疾病多，易导致水钠潴留，发生肺水肿	（1）根据患者个体情况，调节合适的滴速； （2）嘱患者勿自行调节滴速； （3）加强巡视，如发现肺水肿，应按急救流予以处理

续表

序号	名称	常见原因	预防及处理措施
6	空气栓塞	（1）输液导管内空气未排尽； （2）导管连接不严密； （3）加压输液时，护理人员未在旁守护； （4）液体输完后未及时拔针，或更换药液时空气进入静脉	（1）输液前，注意检查输液器各连接处是否紧密，有无松脱。 （2）穿刺前，排尽输液管及针头内的空气。 （3）在输液过程中及时更换或添加药液；输液完成后及时拔针。如需加压输液，应有专人守护。 （4）如发生空气栓塞，应立即置患者于左侧卧位、头低足高，按应急流程予以处理

六、评分标准

药液配制技术操作评分标准见表 6-1-2，静脉输液技术操作评分标准见表 6-1-3。

表 6-1-2 药液配制技术操作评分标准

项目	项目分值	操作要求	评分等级及分值					扣分
			A	B	C	D	E	
仪表	5	工作衣、帽、口罩穿戴整齐，符合规范	5	4	3	2	1～0	
操作前准备	15	环境清洁，规范洗手	5	4	3	2	1～0	
		备齐药物和用物，且放置合理	5	4	3	2	1～0	
		检查一次性用物质量	5	4	3	2	1～0	
执行操作	65	清洁治疗台、治疗车，规范洗手	5	4	3	2	1～0	
		核对医嘱	5	4	3	2	1～0	
		检查药物的名称、剂量、浓度、时间、用法，质量符合要求	5	4	3	2	1～0	
		检查药品无裂纹、絮状物或结晶，以及澄明度、有效期等，粘贴输液标签，质量符合要求	5	4	3	2	1～0	

续表

项目	项目分值	操作要求	评分等级及分值					扣分
			A	B	C	D	E	
执行操作	65	双人核对并双人签名	5	4	3	2	1~0	
		消毒安瓿／密封瓶，配制液体瓶口	5	4	3	2	1~0	
		正确取用注射器、针头	5	4	3	2	1~0	
		按无菌技术操作规程抽吸药液	5	4	3	2	1~0	
		药液不余不漏、无污染	5	4	3	2	1~0	
		核对药液剂量并加药液至配制液体中	5	4	3	2	1~0	
		检查药液性状	5	4	3	2	1~0	
		再次核对，并签名	5	4	3	2	1~0	
		消毒后插入输液器	5	4	3	2	1~0	
操作后处置	5	整理治疗台，规范洗手	5	4	3	2	1~0	
质量评价	10	严格执行查对制度，且核对无误，动作熟练	5	4	3	2	1~0	
		严格执行无菌技术操作规程，无污染	5	4	3	2	1~0	
总分	100							

表 6-1-3　静脉输液技术操作评分标准

项目	项目分值	操作要求	评分等级及分值					扣分
			A	B	C	D	E	
仪表	5	工作衣、帽、口罩穿戴整齐，符合规范	5	4	3	2	1~0	
操作前准备	10	环境清洁，规范洗手	5	4	3	2	1~0	
		备齐药物和用物，且放置合理，检查一次性用物质量	5	4	3	2	1~0	
执行操作	75	评估患者病情、意识状态、血管情况	5	4	3	2	1~0	
		按医嘱准备所需药物，双人核对	5	4	3	2	1~0	
		核对患者身份信息，询问过敏史，做好解释，协助大小便	5	4	3	2	1~0	

项目	项目分值	操作要求	评分等级及分值					扣分
			A	B	C	D	E	
执行操作	75	调节输液架，洗手	5	4	3	2	1～0	
		再次核对药液，一次性排气成功	5	4	3	2	1～0	
		扎止血带，选择静脉，松止血带	5	4	3	2	1～0	
		消毒穿刺处皮肤	5	4	3	2	1～0	
		准备胶布、敷贴	5	4	3	2	1～0	
		扎止血带，再次核对信息，连接留置针，排气	5	4	3	2	1～0	
		左右旋转，松动针芯	5	4	3	2	1～0	
		以15°～30°穿刺静脉，见回血后，降低角度再进针少许	5	4	3	2	1～0	
		退针芯，送软管，松止血带，松拳，松调节器	5	4	3	2	1～0	
		以穿刺点为中心，用无菌透明敷帖无张力固定，U形固定延长管。肝素帽要高于导管尖端，注明穿刺时间并签名	5	4	3	2	1～0	
		撤止血带，正确调节滴速	5	4	3	2	1～0	
		再次查对，记录，做好解释	5	4	3	2	1～0	
操作后处置	5	规范处理用物，洗手	5	4	3	2	1～0	
质量评价	5	关心患者，沟通良好，操作熟练、规范	5	4	3	2	1～0	
总分	100							

第2节 输液泵操作技术

一、目 的

准确控制输液速度，使药物均匀、准确、安全地输入患者体内。

二、评估内容

1. 评估患者的病情、意识状态及配合程度。

2. 评估患者穿刺注射部位皮肤及血管情况。

3. 评估输液泵的性能。

三、操作前准备

1. 仪表准备

（1）衣帽整洁，符合操作要求。

（2）仪表大方，举止端庄。

2. 环境准备

环境整洁、安静、舒适、安全。

3. 用物准备

治疗车、输液泵、药物（按医嘱准备）、治疗盘（消毒棉签、胶布、敷贴）。

四、操作流程

输液泵操作技术流程（见图6-2-1）：规范洗手，戴口罩→用物准备→将治疗车推至病房→核对患者身份信息，询问过敏史→做好解释→协助患者取合适体位→输液泵开机（按住电源键2s），自检→将输液袋挂于输液泵架上，排气→安装输液管→调节输液量、输液速度或输液完成时间→打开流量调节器→再次核对患者身份信息→连接静脉通路，按启动键开始输液→再次核对→协助患者取合适体位→妥善安置患者，告知相关注意事项→规范处理用物→规范洗手，记录。

输液结束：核对患者身份信息→做好解释→按停止键→封管→关闭电源→妥善安置患者→规范处理用物→规范洗手，记录。

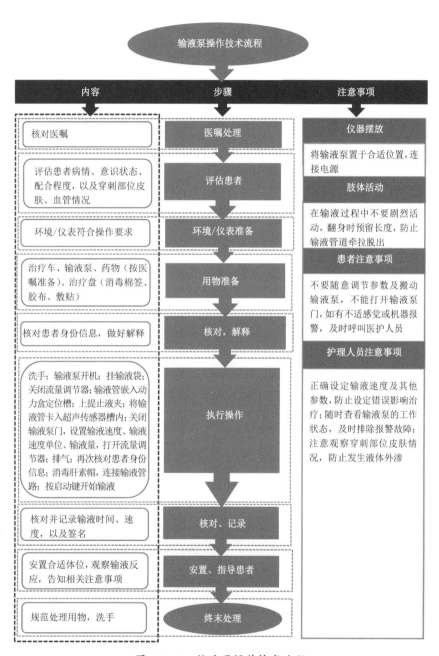

图 6-2-1 输液泵操作技术流程

五、常见操作并发症及处理

输液泵操作技术常见操作并发症及处理见表 6-2-1。

表 6-2-1　输液泵操作技术常见操作并发症及处理

序号	名称	常见原因	预防及处理措施
1	血液回流	（1）输液管路安装错误； （2）输液管路受压、扭曲	（1）加强培训，正确安装输液管路； （2）加强巡视，确保输液管路通畅
2	机器报警	（1）空气报警：输液管内有气泡； （2）滴速报警：液体滴空、调节阀关闭、滴速传感器损坏或未安装好； （3）压力报警：调节阀关闭、输液管路受压或扭曲、回血堵管； （4）输液泵门报警：输液管放置不正确或输液泵门关闭不严； （5）电池报警：电池用完或未连接好电源	（1）定期保养输液泵，使其功能良好； （2）确保电源连接紧密； （3）熟悉输液泵的性能及操作程序，规范操作； （4）加强巡视，保持输液管路通畅，做好交接班

六、评分标准

输液泵操作技术评分标准见表 6-2-2。

表 6-2-2　输液泵操作技术评分标准

项目	项目分值	操作要求	评分等级及分值					扣分
			A	B	C	D	E	
仪表	5	工作衣、帽、口罩穿戴整齐，符合规范	5	4	3	2	1～0	
操作前准备	5	备齐用物，放置合理，检查物品质量	5	4	3	2	1～0	
执行操作	80	清洁治疗台、治疗车，规范洗手	5	4	3	2	1～0	
		核对医嘱、输液巡视卡、药物标签	5	4	3	2	1～0	
		准备输液用物及输液泵，并置于治疗车上	5	4	3	2	1～0	

项目	项目分值	操作要求	评分等级及分值					扣分
			A	B	C	D	E	
执行操作	80	整理、清洁治疗台，规范洗手	5	4	3	2	1～0	
		床边核对，询问过敏史，协助大小便	5	4	3	2	1～0	
		洗手，固定输液泵，连接电源，输液泵开机（按住电源键 2s），输液泵开机自检	5	4	3	2	1～0	
		将输液袋挂于输液泵架上，关闭流量调节器	5	4	3	2	1～0	
		将输液管嵌入动力盒定位槽中，向上提起止液夹，将输液管卡入超声传感器槽内，关闭输液泵门	5	4	3	2	1～0	
		使用"＋""－""移位"键输入输液速度、输液速度单位、输液量	5	4	3	2	1～0	
		打开流量调节器，快速按下快进键两次并按住不松开，气泡排净后松开	5	4	3	2	1～0	
		再次核对信息，无误后消毒导管、肝素帽	5	4	3	2	1～0	
		连接输液管路并妥善固定	5	4	3	2	1～0	
		按启动键，确认输液泵工作正常，再次核对填写输液卡，记录输液速度并签名	5	4	3	2	1～0	
		妥善安置患者，观察有无输液反应，告知相关注意事项	5	4	3	2	1～0	
		规范处理用物，洗手	5	4	3	2	1～0	
		输液结束，先按停止键，封管	5	4	3	2	1～0	
操作后处置	5	妥善安置患者，关闭电源，规范处理用物，规范洗手	5	4	3	2	1～0	
质量评价	5	关心患者，沟通良好，操作熟练、规范	5	4	3	2	1～0	
总分	100							

第3节　微量注射泵操作技术

一、目　的

将药液精确、微量、均匀、持续地泵入患者体内。

二、评估内容

1. 评估患者的病情、意识状态、配合程度及药物过敏史。

2. 评估患者穿刺注射部位皮肤及血管情况。

3. 评估输液泵的性能。

三、操作前准备

1. 仪表准备

（1）衣帽整洁，符合操作要求。

（2）仪表大方，举止端庄。

2. 环境准备

（1）环境整洁、安静、舒适、安全。

（2）符合无菌操作要求，光线充足。

3. 用物准备

治疗车、医用污物桶、利器盒、微量注射泵、注射器、药物（按医嘱准备）、治疗盘（碘伏棉签、输液贴、延长管、头皮针）、免洗手消毒液。

四、操作流程

微量注射泵操作技术流程如下（见图6-3-1）。

操作前准备：清洁治疗台、治疗车→规范洗手→核对医嘱、药物标签→取所需药物→检查药物质量→铺无菌盘→贴药物标签（贴高警示标识）于注射器上→用注射器抽取所输注的药液→再次核对并检查药物质量→将配制的药液放入无菌盘内→将输液用物及微量注射泵（检查性能）等用物置于治疗车上→整理、清洁治疗台→规范洗手。

操作过程：将治疗车推至患者床边→核对患者身份信息，询问过敏史→做好

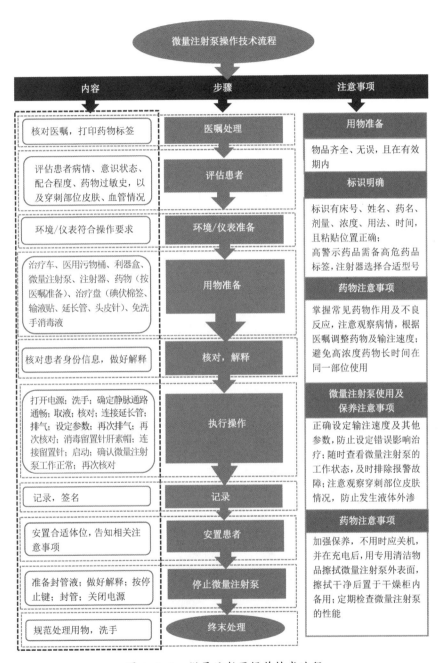

图 6-3-1　微量注射泵操作技术流程

解释→协助患者大小便→准备支架，固定微量注射泵→连接线路，打开电源→洗手→检查静脉通路→从治疗盘中取出药液→核对（床号、姓名、药名、剂量、浓度、用法、时间、输注速度）→连接延长管→排气→将注射器放入泵的卡座内→设定输注速度等参数→再次排气，按快进键排尽空气→再次核对（床号、姓名、药名、剂量、浓度、用法、时间、输注速度）→消毒留置针肝素帽→准备输液贴→连接留置针→用生理盐水冲洗→设定输注速度→按开始键启动→确认微量注射泵工作正常→再次核对（床号、姓名、药名、剂量、浓度、用法、时间、输注速度）→妥善安置患者→观察患者有无不良反应，交代相关注意事项→规范处理用物→规范洗手，记录。

输液完毕：准备封管液→将治疗车推至患者床边→核对患者身份信息→做好解释→按停止键→封管→关闭电源→妥善安置患者→规范处理用物→规范洗手，记录。

五、常见操作并发症及处理

微量注射泵操作技术常见操作并发症及处理见表 6-3-1。

表 6-3-1　微量注射泵操作技术常见操作并发症及处理

序号	名称	常见原因	预防及处理措施
1	血液回流	（1）输液管路安装错误； （2）输液管路受压、扭曲	（1）加强培训，正确安装输液管路； （2）加强巡视，确保输液管路通畅
2	机器报警	（1）机器运转报警，如阻塞、残液报警等； （2）电源报警，如电力不足、使用电池等； （3）机器故障	（1）定期保养微量注射泵，确保其功能良好； （2）确保电源连接紧密，注射器正确卡入微量注射泵卡槽，查看延长管有无打折、脱落； （3）保证机器正常运转； （4）保证电源无故障； （5）保证输液管路通畅，无气泡

六、评分标准

微量注射泵操作技术评分标准见表 6-3-2。

表 6-3-2　微量注射泵操作技术评分标准

项目	项目分值	操作要求	评分等级及分值					扣分
			A	B	C	D	E	
仪表	5	工作衣、帽、口罩穿戴整齐，符合规范	5	4	3	2	1～0	
操作前准备	25	核对医嘱，评估患者的病情、意识状态、配合程度及药物过敏史，穿刺注射部位皮肤及血管情况	5	4	3	2	1～0	
		环境清洁，光线明亮，规范洗手，戴口罩	5	4	3	2	1～0	
		按医嘱准备所需药物，检查药液的名称、浓度、剂量、有效日期，以及药袋有无渗漏	5	4	3	2	1～0	
		核对药物信息，检查药液质量	5	4	3	2	1～0	
		再次核对，将配制的药液、输液用物及微量注射泵置于治疗车上；规范处理用物，洗手	5	4	3	2	1～0	
执行操作	60	核对患者身份信息	5	4	3	2	1～0	
		询问过敏史，做好解释，必要时协助患者大小便，取舒适体位	5	4	3	2	1～0	
		检查静脉通路情况，局部有无渗出、肿胀（或建立静脉通路）	5	4	3	2	1～0	
		固定微量注射泵，连接线路，打开电源开关	5	4	3	2	1～0	
		连接延长管，排气	5	4	3	2	1～0	
		将注射器安装于微量注射泵上	5	4	3	2	1～0	
		根据医嘱调节输注速度	5	4	3	2	1～0	
		再次排气	5	4	3	2	1～0	
		再次确认患者身份信息及药物信息	5	4	3	2	1～0	
		正确连接留置针，启动	5	4	3	2	1～0	

续表

项目	项目分值	操作要求	评分等级及分值					扣分
			A	B	C	D	E	
执行操作	60	确认微量注射泵工作正常，再次确认患者床号、姓名、药名、剂量，填写输液卡，妥善安置患者，规范处理用物，洗手，告知相关注意事项	5	4	3	2	1～0	
		使用完毕，先按停止键，封管，妥善安置患者，关机	5	4	3	2	1～0	
操作后处置	5	规范处理用物，洗手	5	4	3	2	1～0	
质量评价	5	关心患者，沟通良好，操作熟练、规范	5	4	3	2	1～0	
总分	100							

第 4 节　输液港输液技术

一、目　的

1. 补充水和电解质，维持酸碱平衡。

2. 增加血容量，维持血压，改善微循环。

3. 输入药液，达到解毒、控制感染、利尿和治疗疾病的目的。

4. 补充营养，供给热量，促进组织修复，增加体重，获得正氮平衡。

5. 使用输液港为患者建立静脉通路，便于抢救、采血、输注高渗性液体和发泡剂等，减少长期输液者反复穿刺的痛苦，保护血管。

二、评估内容

1. 评估患者的病情、意识状态、配合程度，了解患者有无药物及消毒液过敏史。

2. 评估输液港位置，置港处皮肤有无破损、红肿、溃疡等情况。

三、操作前准备

1. 仪表准备

（1）衣帽整洁，符合操作要求。

（2）仪表大方，举止端庄。

2. 环境准备

（1）环境整洁、安静、舒适、安全。

（2）病室内减少人员走动。

3. 用物准备

治疗车、治疗盘、无菌透明敷贴、无菌手套、20ml 注射器、生理盐水、葡萄糖酸氯己定棉签、乙醇棉签、免洗手消毒液、正压肝素帽、一次性方巾、输液港无损伤穿刺针头、胶布。

四、操作流程

输液港输液技术操作流程（见图 6-4-1）：将治疗车推至患者床边→核对患者身份信息→评估患者病情、意识状态，以及输液港位置，置港处皮肤有无破损、红肿、溃疡等情况→询问过敏史，做好解释，协助大小便，取舒适体位→准备输液架→用免洗手消毒液洗手→再次查对药液，一次性排气后夹紧输液管并挂在输液架上→帮助患者暴露输液港部位，以穿刺点为中心环形消毒，直径≥10cm，乙醇棉签及葡萄糖酸己定棉签各消毒 3 遍，待干→铺方巾（暴露穿刺点）→采用无菌方式打开用物（正压肝素帽、无菌透明敷贴、输液港无损伤穿刺针头）并置于方巾上→用免洗手消毒液洗手→戴无菌手套→将输液港无损伤穿刺针头连接正压肝素帽→抽取无菌生理盐水，连接正压肝素帽排气→一手触诊，找到输液港的注射座，确认输液港的注射座边缘，以拇指、示指、中指固定输液港的注射座，做成等边三角形，另一手持持针器，将无损伤穿刺针自三指中心处垂直刺入穿刺隔，直达隔膜腔底部→遇阻力松手→回抽见回血→脉冲式冲洗→用敷贴固定→标明穿刺日期、时间、签名→连接输液管输液→调节滴速→再次查对并记录→妥善安置患者→做好用药指导和置管期间健康教育→规范处理用物→规范洗手。

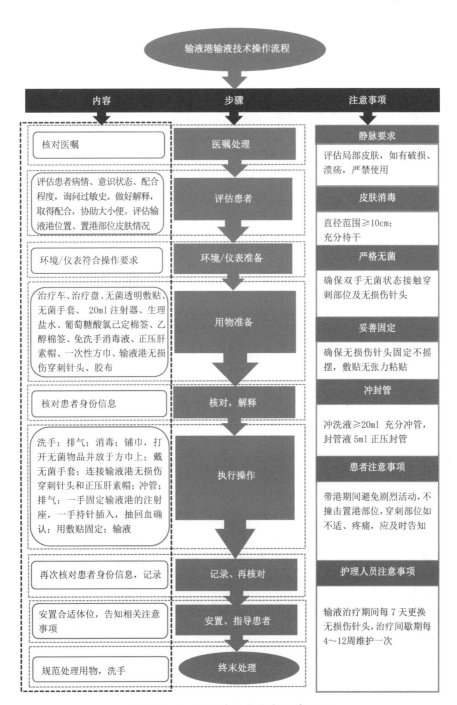

图 6-4-1 输液港输液技术操作流程

五、常见操作并发症及处理

输液港输液技术常见操作并发症及处理见表 6-4-1。

表 6-4-1　输液港输液技术常见操作并发症及处理

序号	名称	常见原因	预防及处理措施
1	导管相关性感染	（1）无菌操作不严格； （2）无损伤穿刺针头未按规范期限使用； （3）维护规范未严格执行； （4）患者抵抗力低下、营养状态差	（1）严格执行无菌技术操作规程； （2）按操作规范进行维护； （3）一旦发生导管相关性感染，立即报告医生，必要时撤除输液港
2	泵体损伤	（1）未使用输液港专用无损伤穿刺针头； （2）未按规范选择合适的注射器； （3）插针和冲管手法不当	（1）使用专用无损伤注射器及针头； （2）规范操作，动作轻柔； （3）一旦发生泵体损伤，立即停止使用输液港，报告医生，并遵医嘱予以处理
3	药物渗出或外渗	（1）无损伤穿刺针未完全在泵体内； （2）导管脱落或断裂	（1）掌握插针技巧，确保针头在泵体内； （2）妥善固定，发现敷贴松脱，及时更换； （3）一旦发现渗出或外渗，汇报医生，并根据渗出药物的性质，遵医嘱予以处理
4	导管阻塞	（1）夹闭综合征； （2）导管冲洗不规范致药液、血液沉积； （3）由配伍禁忌致溶液结晶，堵塞泵体或导管	（1）回抽困难，应先检查外露导管有无折叠扭曲，排除后嘱患者改变体位，如仍未解决，行胸片检查了解导管有无异常； （2）注意药物配伍禁忌； （3）一旦发生导管阻塞，向医生汇报，并遵医嘱予以处理

续表

序号	名称	常见原因	预防及处理措施
5	黏胶相关性损伤	（1）撕除敷贴方式不正确：速度太快、角度太大、反复撕除； （2）皮肤消毒后待干不充分； （3）粘贴敷贴不正确：粘贴时张力过大（使用扯、拉、拽的方式粘贴）、粘贴的皮肤表面过湿	（1）严格执行无菌技术操作规程； （2）顺导管穿刺方向 180° 或 0° 撕除敷贴； （3）消毒后充分待干，再粘贴敷贴； （4）采用无张力方法粘贴敷贴； （5）如发生表皮撕脱，应遵医嘱予以处理

六、评分标准

输液港输液技术操作评分标准见表 6-4-2。

表 6-4-2　输液港输液技术操作评分标准

项目	项目分值	操作要求	评分等级及分值					扣分
			A	B	C	D	E	
仪表	5	工作衣、帽、口罩穿戴整齐，符合规范	5	4	3	2	1～0	
操作前准备	25	环境清洁，规范洗手	5	4	3	2	1～0	
		备齐药物和用物，放置合理，检查一次性用物质量	5	4	3	2	1～0	
		评估患者病情、意识状态，以及置港部位皮肤情况	5	4	3	2	1～0	
		按医嘱备好所需药物，双人核对	5	4	3	2	1～0	
		核对患者身份信息	5	4	3	2	1～0	
执行操作	60	询问过敏史，做好解释，协助患者大小便	5	4	3	2	1～0	
		调节输液架，洗手	5	4	3	2	1～0	
		再次查对药液，一次性排气后夹紧输液管并挂在输液架上	5	4	3	2	1～0	
		帮助患者暴露输液港部位，检查皮肤有无破损	5	4	3	2	1～0	

续表

项目	项目分值	操作要求	评分等级及分值					扣分
			A	B	C	D	E	
执行操作	60	以穿刺点为中心环形消毒，直径 ≥10cm，先用乙醇棉签再用葡萄糖酸氯己定棉签各消毒3遍	5	4	3	2	1～0	
		准备无菌敷贴、胶布，将冲管液连接输液港无损伤针，排气，检查有无排尽气泡	5	4	3	2	1～0	
		用拇指、示指（或中指）固定输液泵的注射座	5	4	3	2	1～0	
		以90°直刺港体中心点，遇阻力松手，手法正确	5	4	3	2	1～0	
		回抽见回血，脉冲式冲管	5	4	3	2	1～0	
		以穿刺点为中心，用无菌透明敷贴固定，注明穿刺时间并签名	5	4	3	2	1～0	
		连接输液管输液，调节滴速	5	4	3	2	1～0	
		再次查对，记录，整理，规范洗手	5	4	3	2	1～0	
操作后处置	5	做好置管期间的健康教育	5	4	3	2	1～0	
质量评价	5	态度端正，沟通良好，操作熟练、规范	5	4	3	2	1～0	
总分	100							

第 5 节　静脉输血技术

一、目　的

1. 补充血容量，增加有效循环血量，提升血压，增加心输出量。

2. 纠正贫血，增加红细胞、血红蛋白含量，增强红细胞携氧能力，改善组织器官的缺氧状况。

3. 补充抗体和补体，增强机体抵抗力，提高机体抗感染能力。

4. 补充凝血因子和血小板，改善凝血功能，有助于止血。

5. 补充血浆蛋白，维持胶体渗透压，减少组织渗出和水肿，保持有效循环血量。

二、评估内容

1. 评估患者病情、治疗情况及既往输血史。

2. 评估患者生命体征，以及穿刺部位皮肤和血管状况；若患者已输液，则评估静脉穿刺部位有无感染和渗出。

3. 评估患者的心理状态及接受能力，对输血有无恐惧。

三、操作前准备

1. 仪表准备

（1）衣帽整洁，符合操作要求。

（2）仪表大方，举止端庄。

2. 环境准备

环境整洁、安静、舒适、安全。

3. 用物准备

治疗盘（消毒棉签、胶布、敷贴）、血液制品、血液交叉配血试验报告单、血液定型报告单、一次性输血器、生理盐水、输血用药（必要时）、患者病历本。

四、操作流程

1. 输血前准备流程

输血前准备流程（见图 6-5-1）：血库取回血液制品→核对医嘱及输血前用药→清洁治疗台→规范洗手→查对血液定型报告单、血液交叉配血试验结果与血袋上信息、患者信息（病区、床号、姓名、住院号、血型、血量、交叉配血试验结果、检验者、取血时间符合要求）→供血者信息（产品唯一号、血袋号、血型、血量、采血日期、失效日期、交叉配血试验结果符合要求）→查对血液质量→第二人核对→血液交叉配血试验报告单双人签名→规范处理用物→规范洗手。

2. 输血技术操作流程

输血技术操作流程（见图 6-5-2）：携带病历，双人推车至患者床边→查对患者身份信息→核对患者姓名、床号、手腕带、有无输血史，查对血型、有无输血反应史→做好解释→再次核对血液交叉配血试验报告单与血袋无误→测量生命体征，记录→协助患者大小便→洗手→用生理盐水预充输血器→一次性排气成功→关闭输血器开关，插入血袋→安置舒适卧位→连接静脉通路（有输血前用药的，遵医嘱用药）→妥善安置患者→调节滴速→记录→再次核对患者姓名、血型→交代相关注意事项→观察 15min 再次测量生命体征，调节滴速，记录→回治疗室规范处理用物→将血液交叉配血试验报告单、血液定型报告单粘贴于病历中→再次核对医嘱，记录输血时间，并双人签名→输血结束后用生理盐水冲洗→接所需液体（更换输液皮管）→再次测量生命体征并记录→对于有输血反应的患者，按相应流程处理，并填写不良反应回执单送回血库。

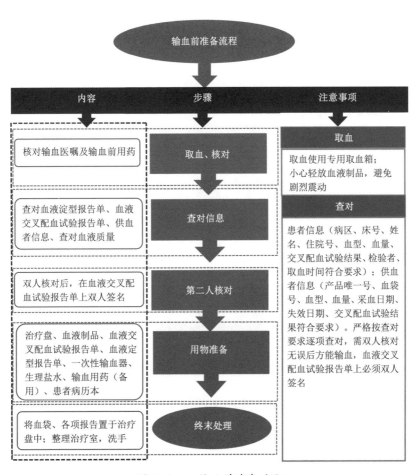

图 6-5-1　输血前准备流程

◎ 护理技术操作流程及常见并发症处理规范

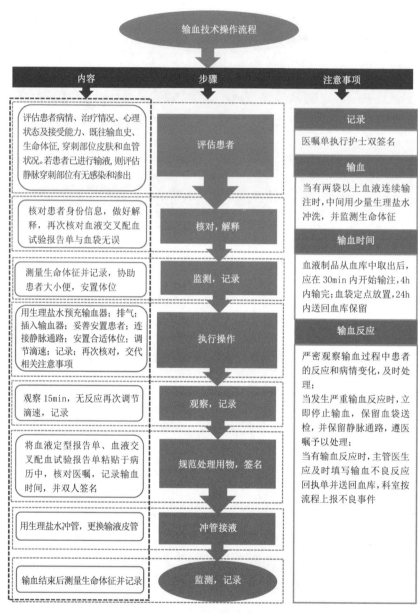

图 6-5-2　输血技术操作流程

五、常见操作并发症及处理

静脉输血技术常见操作并发症及处理见表 6-5-1。

表 6-5-1　静脉输血技术常见操作并发症及处理

序号	名称	常见原因	预防及处理措施
1	发热反应	（1）血液制品、保养液或输血器被致热源污染； （2）多次输血患者血液中产生白细胞抗体和血小板抗体，再次输血时发生抗原抗体反应	（1）严格管理血库保养液和输血用具； （2）输血前进行交叉配血试验，选择洗涤红细胞或用尼龙滤柱过滤血液； （3）一旦发生发热反应，立即汇报医生，并遵医嘱予以处理
2	过敏反应	（1）患者为过敏体质； （2）输入的血液中含有致敏物质； （3）多次输血患者血液中产生过敏性抗体，再次输血时抗原抗体相互作用，引起过敏反应	（1）输血前详细询问患者过敏史； （2）对于既往有过敏史者，应尽量避免输血，确实因病情需要输血的，遵医嘱输血前用药； （3）对于发生过敏反应者，遵医嘱予以处理
3	溶血反应	（1）输入异型血：供血者和受血者血型不符而造成溶血； （2）输血前红细胞已被破坏而发生溶血	（1）认真做好血型鉴定和交叉配血试验； （2）严格核对患者和供血者姓名、血袋号和配血报告有无错误，采用同型输血； （3）采血时要轻拿轻放，运送血液时不要剧烈震荡，密切观察储血冰箱温度，严格执行血液保存规定，不可采用变质血液； （4）一旦怀疑发生溶血反应，应立即停止输血，保留余血，维持静脉通路，并遵医嘱予以处理
4	枸橼酸钠中毒	当大量输入库存血时，进入体内的枸橼酸钠过量，与血中游离钙结合，使血钙下降，导致凝血功能障碍、心肌收缩无力等	（1）严密观察患者反应，慎用碱性药物，注意监测血气和电解质检验结果； （2）每输注库存血 1000ml，须按医嘱静脉注射 10％葡萄糖酸钙或氯化钙 10ml，以补充钙离子

续表

序号	名称	常见原因	预防及处理措施
5	急性肺水肿	（1）输血速度过快； （2）老年人代谢慢，合并基础疾病多； （3）心、肝、肺功能疾病者，易发生水钠潴留，导致肺水肿	（1）根据患者个体情况，严格控制输血速度； （2）当出现肺水肿症状时，立即停止输血，及时汇报医生，并遵医嘱予以处理； （3）加强巡视，及时发现异常情况

六、评分标准

静脉输血技术操作评分标准见表 6-5-2。

表 6-5-2　静脉输血技术操作评分标准

项目	项目分值	操作要求	评分等级及分值					扣分
			A	B	C	D	E	
仪表	5	工作衣、帽、口罩穿戴整齐，符合规范	5	4	3	2	1～0	
操作前准备	10	环境清洁，操作者修剪指甲、规范洗手	5	4	3	2	1～0	
		检查一次性用物质量，备齐药物和用物	5	4	3	2	1～0	
执行操作	75	查对医嘱及输血前用药	5	4	3	2	1～0	
		清洁治疗台，规范洗手，戴口罩	5	4	3	2	1～0	
		查对血液定型报告单、血液交叉配血试验报告单与血袋上信息、患者信息（病区、床号、姓名、住院号、血型、血量、交叉配血试验结果、检验者、取血时间）	5	4	3	2	1～0	
		供血者（产品唯一号、血袋号、血型、血量、采血日期、失效期、交叉配血试验结果、血液质量 ）	5	4	3	2	1～0	
		第二人再次核对，双人签名	5	4	3	2	1～0	

项目	项目分值	操作要求	评分等级及分值					扣分
			A	B	C	D	E	
执行操作	75	准备输血用物，双人携至患者床边，做好解释，安置合适体位，嘱患者排尿	5	4	3	2	1～0	
		再次核对，测量生命体征	5	4	3	2	1～0	
		用生理盐水预充输血器，一次性排气	5	4	3	2	1～0	
		连接静脉通路，调节滴速	5	4	3	2	1～0	
		再次查对，告知相关注意事项	5	4	3	2	1～0	
		输血 15min 后测量生命体征，调节滴速，记录	5	4	3	2	1～0	
		规范处理用物	5	4	3	2	1～0	
		再次核对医嘱，记录输血时间，并双人签名，将输血单粘贴于病历中	5	4	3	2	1～0	
		输血结束后用生理盐水冲管	5	4	3	2	1～0	
		测量生命体征，记录	5	4	3	2	1～0	
操作后处置	5	有输血反应时，填写不良反应回执单并送回血库，上报不良事件	5	4	3	2	1～0	
质量评价	5	关心患者，沟通良好，操作熟练、规范	5	4	3	2	1～0	
总分	100							

第7章　标本采集技术

第1节　静脉采血技术

一、目　的

采集、留取患者血液标本，为诊疗或评估疾病进展程度提供参考依据。

二、评估内容

1. 评估患者的病情、意识状态、过敏史，以及治疗、用药情况。

2. 评估患者局部皮肤有无瘢痕和感染，有无置管及输液，肢体活动情况，以及有无动静脉瘘。

3. 评估患者有无受生理因素（如运动、情绪波动、妊娠、体位），以及吸烟、饮食、饮酒、饮茶或咖啡等的影响。

4. 评估患者对疾病与采血的认知程度。

三、操作前准备

1. 仪表准备

（1）衣帽整洁，符合操作要求。

（2）仪表大方，举止端庄。

2. 环境准备

环境整洁、安静、舒适、安全。

3. 用物准备

治疗盘（葡萄糖酸氯己定棉签）、试管、棉签、手套、采血针、治疗巾、治疗车（免洗手消毒液、止血带、医用污物桶、利器盒）。

四、操作流程

静脉采血技术操作流程（见图 7-1-1）：核对医嘱，打印血液标本条形码→取试管，正确粘贴条形码→推治疗车至患者床边→核对患者身份信息，询问过敏史→嘱患者取合适体位→洗手，戴手套→垫治疗巾→扎止血带（在穿刺点上方 5.0～7.5cm 处），选择静脉→松止血带→葡萄糖酸氯己定棉签消毒皮肤 2 遍（以穿刺点为中心环形消毒，直径＞5.0cm），待干→准备干棉签／纱布→扎止血带→再次核对→在穿刺部位下方握住患者手臂，拇指于穿刺点下方 2.5～5.0cm 处向下牵拉皮肤并固定静脉→保持针头斜面向上，使采血针与手臂呈 30°左右角度进针→成功穿刺后，在静脉内沿其走向向前继续推进一些，保持采血针在静脉内稳定→将采血针另一端插入相应的真空采血管→松止血带，抽血至所需量后退管→嘱患者松拳→拔针→用棉签按压穿刺点→观察局部穿刺点情况→再次核对患者身份信息→告知相关注意事项→规范处理用物→脱手套，规范洗手，记录→及时送检血液标本。

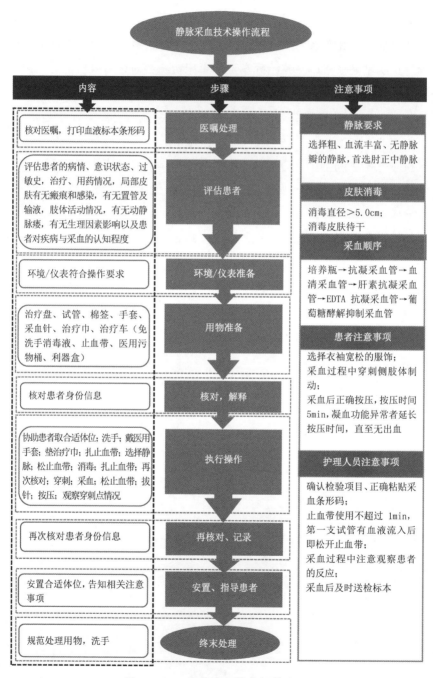

图 7-1-1 静脉采血技术操作流程

五、常见操作并发症及处理

静脉采血技术常见操作并发症及处理见表 7-1-1。

表 7-1-1 静脉采血技术常见操作并发症及处理

序号	名称	常见原因	预防及处理措施
1	皮下出血	（1）针尖穿破血管壁； （2）压迫时间短； （3）压迫位置不当； （4）凝血功能差； （5）衣袖过紧，影响静脉回流	（1）提高抽血技术，掌握入针方法； （2）棉签按压方法正确，按压时间5min，对于凝血功能异常者，延长按压时间； （3）选择衣袖宽松的服饰； （4）如出现皮下出血，早期予以冷敷，减轻局部充血和出血，48～72h 开始给予热敷，改善血液循环，减轻炎性水肿，加速皮下出血的吸收
2	晕针或晕血	（1）心理适应性差； （2）空腹或饥饿状态下，刺激迷走神经反射； （3）疼痛刺激； （4）患者取坐位时血液积于下肢，导致回心血量减少，收缩压降低，影响脑部供血	（1）消除患者焦虑、紧张情绪和害怕心理，做好解释； （2）易发生晕针或晕血的患者可取平卧位，当其发生晕针或晕血时，立即给予吸氧，数分钟后可自行缓解
3	误抽动脉血	股静脉抽血患者，因过度肥胖或血容量不足，动脉搏动不明显，易误抽股动脉血	（1）准确掌握股静脉的解剖位置，股静脉在股动脉内侧约 0.5cm 处； （2）掌握正确的穿刺方法，针头和皮肤呈直角或 45°，在股动脉内侧 0.5cm 处进行穿刺，见抽出暗红色血液，表示已达股静脉处； （3）如抽出的为鲜红色血液，提示穿入股动脉，立即拔出针头，紧压穿刺处5～10min，直至无出血，可重新穿刺

六、评分标准

静脉采血技术操作评分标准见表 7-1-2。

表 7-1-2　静脉采血技术操作评分标准

项目	项目分值	操作要求	评分等级及分值					扣分
			A	B	C	D	E	
仪表	5	工作衣、帽、口罩穿戴整齐，符合规范	5	4	3	2	1～0	
操作前准备	15	核对医嘱，检查血液标本条形码，正确粘贴试管标签	5	4	3	2	1～0	
		评估患者意识、病情及配合程度，合理选择采血部位	5	4	3	2	1～0	
		规范洗手，备齐用物，检查一次性用物质量，且放置合理	5	4	3	2	1～0	
执行操作	55	将治疗车推至患者床边，再次核对患者身份信息	5	4	3	2	1～0	
		取合适体位，规范洗手，戴手套，垫治疗巾	5	4	3	2	1～0	
		首选肘前区的肘正中静脉（特殊患者可选择其他采血部位）	5	4	3	2	1～0	
		在穿刺点上方 5.0～7.5cm 处使用止血带，松紧适宜	5	4	3	2	1～0	
		止血带使用不超过 1min，第一支采血管有血液流入后即松开止血带	5	4	3	2	1～0	
		以穿刺点为中心环形消毒 2 遍，直径 > 5.0cm，消毒区域自然待干	5	4	3	2	1～0	
		30° 左右进针，固定穿刺点（一次穿刺成功，无退针）	5	4	3	2	1～0	
		将非患者端针头垂直刺入采血管，保持采血管向下的位置	5	4	3	2	1～0	
		采血管采集顺序正确	5	4	3	2	1～0	

项目	项目分值	操作要求	评分等级及分值					扣分
			A	B	C	D	E	
执行操作	55	正确采集血液标本,持试管姿势正确,换试管时保持试管稳定	5	4	3	2	1～0	
		采血管混匀手法及次数正确	5	4	3	2	1～0	
操作后处置	20	先拔试管后拔采血针	5	4	3	2	1～0	
		沿静脉走向按压穿刺点上方5min	5	4	3	2	1～0	
		再次核对患者身份信息,观察穿刺点情况,告知相关注意事项,妥善安置患者	5	4	3	2	1～0	
		规范处理用物,洗手,记录,及时送检标本	5	4	3	2	1～0	
质量评价	5	关心患者,沟通良好,操作熟练、规范	5	4	3	2	1～0	
总分	100							

第2节 动脉采血技术（血气分析）

一、目 的

采集动脉血标本，进行血气分析，为临床诊断治疗提供依据。

二、评估内容

1. 评估患者的病情、意识状态、配合程度。

2. 评估穿刺部位皮肤有无破损，局部有无血肿、瘀斑情况。

3. 评估穿刺动脉搏动及侧支循环情况［艾伦（Allen）试验］。

三、操作前准备

1. 仪表准备

（1）工作衣帽、口罩穿戴整洁，符合操作规范。

（2）仪表大方，举止端庄。

2. 环境准备

（1）环境整洁、安静、舒适、安全。保持适宜的室温，用床帘或屏风遮挡患者。

（2）病室内减少人员走动，保持光线明亮，以利于操作。

3. 用物准备

治疗盘、PDA、氯己定消毒棉签、血气分析采血注射器、无菌棉球或纱布、无菌手套、方巾。

四、操作流程

动脉采血技术操作流程（见图7-2-1）：核对医嘱→准备用物→检查一次性用物有效期及质量→携用物至患者床旁→核对患者身份信息→做好解释→规范洗手→PDA扫码确认患者身份信息→安置合适体位→选择穿刺部位（首选桡动脉）→评估患者穿刺部位皮肤及动脉搏动情况→桡动脉穿刺前需进行艾伦试验，检查患者手部的侧支循环情况→用氯己定消毒棉签消毒穿刺点2遍（直径＞5cm）→用免洗手消毒液洗手→操作者戴无菌手套→用左手示指及中指摸到动脉搏动最强处→双手指固定动脉于两手指之间→右手持采血针垂直或呈40°穿刺进入动脉

→留取动脉血→另一人按压穿刺处皮肤 5 ～ 10min →排除采血注射器内气泡→标本封闭隔绝空气→颠倒混匀 5 次→立即送检标本→协助患者取舒适体位→整理床单位→规范处理用物→规范洗手，记录。

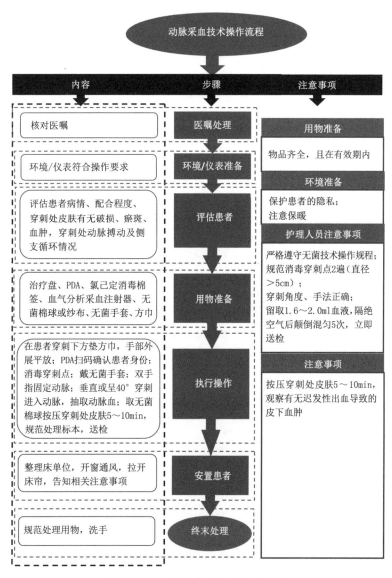

图 7-2-1　动脉采血技术操作流程

五、常见操作并发症及处理

动脉采血技术常见操作并发症及处理见表 7-2-1。

表 7-2-1 动脉采血技术常见操作并发症及处理

序号	名称	常见原因	预防及处理措施
1	局部出血	（1）患者凝血功能异常； （2）反复穿刺； （3）按压止血不到位	（1）对于凝血功能异常的患者，延长按压时间； （2）避免反复多次穿刺； （3）拔针后有效按压止血
2	神经损伤	（1）同一穿刺部位反复穿刺； （2）操作者未按操作规范操作	（1）提高操作者穿刺技术水平，准确定位，避免损伤患者神经； （2）严格执行操作规范

六、评分标准

动脉采血技术操作评分标准见表 7-2-2。

表 7-2-2 动脉采血技术操作评分标准

项目	项目分值	操作要求	评分等级及分值					扣分
			A	B	C	D	E	
仪表	5	工作衣帽、口罩穿戴整齐，符合规范	5	4	3	2	1～0	
操作前准备	20	用物准备齐全，放置合理	5	4	3	2	1～0	
		检查一次性用物质量及有效期	5	4	3	2	1～0	
		规范洗手，清洁治疗车	5	4	3	2	1～0	
		核对医嘱无误	5	4	3	2	1～0	
执行操作	60	核对患者身份信息，做好解释，妥善安置患者	5	4	3	2	1～0	
		规范洗手，PDA扫码确认患者身份信息	5	4	3	2	1～0	
		患者穿刺部位选择合理（首选桡动脉），评估患者穿刺部位皮肤及动脉搏动情况	5	4	3	2	1～0	

项目	项目分值	操作要求	评分等级及分值					扣分
			A	B	C	D	E	
执行操作	60	艾伦试验手法正确	5	4	3	2	1～0	
		规范消毒穿刺点 2 遍（直径＞5cm）	5	4	3	2	1～0	
		操作者戴无菌手套	5	4	3	2	1～0	
		操作者穿刺角度、手法正确，穿刺成功，判断动脉血准确	5	4	3	2	1～0	
		正确留取动脉血	5	4	3	2	1～0	
		按压穿刺处皮肤手法、时间准确（按压时间＞5min）	5	4	3	2	1～0	
		标本隔绝空气手法正确	5	4	3	2	1～0	
		避免标本凝血手法正确（颠倒混匀 5次）	5	4	3	2	1～0	
		标本及时送检（30min 内）	5	4	3	2	1～0	
操作后处置	10	规范处理用物，整理床单位，协助患者取舒适体位	5	4	3	2	1～0	
		正确告知患者注意事项	5	4	3	2	1～0	
质量评价	5	沟通良好，操作熟练、规范，保护患者隐私	5	4	3	2	1～0	
总分	100							

第3节 痰标本采集技术

一、目 的

1. 常规痰标本：检查痰液中的细菌、虫卵或癌细胞。

2. 痰培养标本：检查痰液中的致病菌，为选择抗生素提供依据。

3. 24h 痰标本：检查 24h 痰量，并观察痰液的性状；协助诊断或行浓集结核杆菌检查。

二、评估内容

评估患者的病情、治疗情况，以及心理状态和配合程度。

三、操作前准备

1. 仪表准备

（1）衣帽整洁，符合操作要求。

（2）仪表大方，举止端庄。

2. 环境准备

环境整洁、安静、舒适、安全。

3. 用物准备

标签或条形码、PDA、医用手套、免洗手消毒液、医用垃圾桶、治疗车、痰标本收集器（无菌痰杯、清洁痰杯）。

痰液不能咳出者：吸引装置、无菌手套、一次性集痰器。

四、操作流程

自行咳痰者痰标本采集技术操作流程（见图 7-3-1）：将治疗车推至患者床边→核对患者身份信息→做好解释→嘱患者取合适体位→规范洗手→登录 PDA，扫码核对患者身份信息→协助患者漱口→指导患者深吸一口气后屏气 3～5s→嘱患者用力咳痰，痰量至少 1ml→协助患者漱口→整理床单位→再次核对患者身份信息→将治疗车推至治疗室→规范处理用物→打包→2h 内送检→规范洗手，记录。

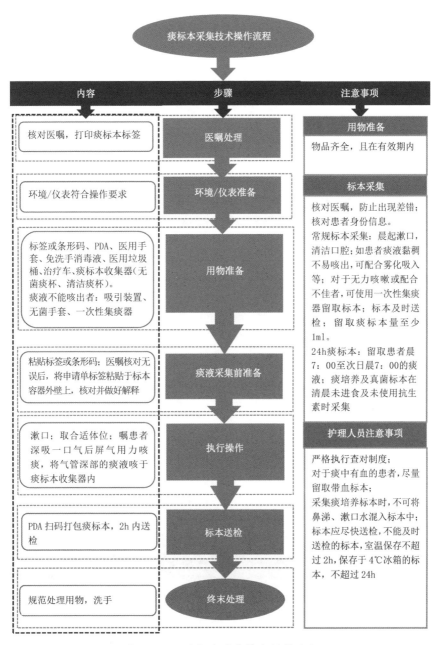

图 7-3-1　痰标本采集技术操作流程

对于无力咳痰或配合不佳者，按照口鼻吸痰法先吸除口鼻分泌物：打开一次性集痰器→戴无菌手套→连接负压管→按吸痰法留取适量痰液→规范处理用物→打包痰标本送检→规范洗手，记录。

五、常见操作并发症及处理

痰标本采集技术常见操作并发症及处理见表 7-3-1。

表 7-3-1　痰标本采集技术常见操作并发症及处理

序号	名称	常见原因	预防及处理措施
1	气道黏膜损伤	（1）剧烈咳嗽； （2）操作者操作不当	（1）全面评估患者，指导患者有效咳嗽； （2）操作者操作轻柔，负压调节合适； （3）一旦发现患者黏膜损伤，遵医嘱处理； （4）使用合适型号的吸痰管
2	气管痉挛	（1）患者剧烈咳嗽； （2）操作者在吸痰过程中刺激患者气道，引起反射性气管痉挛	（1）指导患者有效咳嗽； （2）需要留取标本时，吸引压力准确，动作宜轻柔

六、评分标准

痰标本采集技术操作评分标准见表 7-3-2。

表 7-3-2　痰标本采集技术操作评分标准

项目	项目分值	操作要求	评分等级及分值					扣分
			A	B	C	D	E	
仪表	5	工作衣、帽、口罩穿戴整齐，符合规范	5	4	3	2	1～0	
操作前准备	20	环境清洁	5	4	3	2	1～0	
		修剪指甲，规范洗手	5	4	3	2	1～0	
		核对医嘱，打印条形码	5	4	3	2	1～0	
		备齐用物，痰液收集器选择正确	5	4	3	2	1～0	

续表

项目	项目分值	操作要求	评分等级及分值					扣分
			A	B	C	D	E	
执行操作	60	核对患者身份信息	5	4	3	2	1～0	
		做好解释	5	4	3	2	1～0	
		PDA 采集信息正确	5	4	3	2	1～0	
		评估患者意识状态、生命体征，以及咳嗽咳痰能力	5	4	3	2	1～0	
		协助患者取合适体位	5	4	3	2	1～0	
		指导患者正确漱口	5	4	3	2	1～0	
		正确留取标本	5	4	3	2	1～0	
		再次漱口	5	4	3	2	1～0	
		痰液采集量符合要求	5	4	3	2	1～0	
		观察患者有无不适	5	4	3	2	1～0	
		宣教到位	5	4	3	2	1～0	
		送检及时	5	4	3	2	1～0	
操作后处置	10	整理床单位，妥善安置患者，规范处理用物	5	4	3	2	1～0	
		规范洗手，记录	5	4	3	2	1～0	
质量评价	5	关心患者，沟通良好，操作熟练、规范	5	4	3	2	1～0	
总分	100							

第4节　咽拭子标本采集技术

一、目　的

从咽部及扁桃体采集分泌物做细菌培养或病毒分离，以协助诊断。

二、评估内容

评估患者的病情、治疗情况，以及心理状态和配合程度。

三、操作前准备

1. 仪表准备

（1）衣帽整洁，符合操作要求。

（2）仪表大方，举止端庄。

2. 环境准备

（1）环境整洁、安静、舒适、安全。

（2）病室内减少人员走动，不在采集时清洁床铺、地面，更换被服。

3. 用物准备

标签或条形码、PDA、医用手套、免洗手消毒液、医用垃圾桶、咽拭子标本容器、压舌板、治疗车、手电筒。

四、操作流程

咽拭子标本采集技术操作流程（见图7-4-1）：将治疗车推至患者床边→核对患者身份信息→做好解释→嘱患者取合适体位→规范洗手→登录PDA，扫码核对患者身份信息→嘱患者张口发"啊"音，必要时使用压舌板协助→取出咽拭子轻柔、快速擦拭两侧咽腭弓、咽、扁桃体上分泌物→迅速将咽拭子放入无菌试管内，折断末端，拧紧试管盖→整理床单位→再次核对患者身份信息→规范处理用物→打包→送检标本→规范洗手，记录。

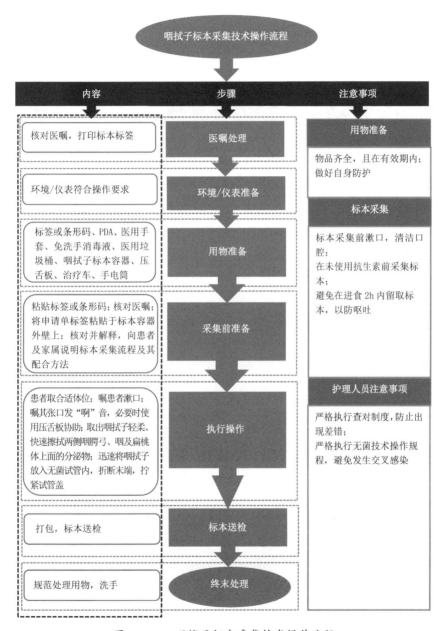

图 7-4-1　咽拭子标本采集技术操作流程

五、常见操作并发症及处理

咽拭子采集技术常见操作并发症及处理见表 7-4-1。

表 7-4-1　咽拭子采集技术常见操作并发症及处理

序号	名称	常见原因	预防及处理措施
1	恶心、呕吐	操作者在采样过程中刺激患者咽喉	（1）操作者动作宜快速、轻柔； （2）向患者做好解释，协助患者取合适体位，取得其配合； （3）进食 2h 内不采集
2	黏膜损伤	（1）操作者操作不当； （2）患者配合欠佳； （3）患者凝血功能异常	（1）操作者动作宜轻柔； （2）向患者做好解释； （3）一旦发现患者黏膜损伤，遵医嘱予以处理

六、评分标准

咽拭子采集技术操作评分标准见表 7-4-2。

表 7-4-2　咽拭子采集技术操作评分标准

项目	项目分值	操作要求	评分等级及分值					扣分
			A	B	C	D	E	
仪表	5	工作衣、帽、口罩穿戴整齐，符合规范	5	4	3	2	1～0	
操作前准备	20	环境清洁	5	4	3	2	1～0	
		修剪指甲，规范洗手	5	4	3	2	1～0	
		核对医嘱，打印条形码	5	4	3	2	1～0	
		备齐用物，痰液收集器选择正确	5	4	3	2	1～0	
执行操作	60	核对患者身份信息	5	4	3	2	1～0	
		做好解释	5	4	3	2	1～0	
		PDA 采集正确	5	4	3	2	1～0	
		评估患者的意识状态、生命体征，取得其配合	5	4	3	2	1～0	

项目	项目分值	操作要求	评分等级及分值					扣分
			A	B	C	D	E	
执行操作	60	协助患者取合适体位,指导正确漱口	5	4	3	2	1～0	
		采集方法正确	5	4	3	2	1～0	
		采集部位正确	5	4	3	2	1～0	
		迅速将咽拭子放入无菌试管内	5	4	3	2	1～0	
		观察患者有无不适	5	4	3	2	1～0	
		宣教到位	5	4	3	2	1～0	
		打包方法正确	5	4	3	2	1～0	
		标本送检及时	5	4	3	2	1～0	
操作后处置	10	整理床单位,妥善安置患者,规范处理用物	5	4	3	2	1～0	
		规范洗手,记录	5	4	3	2	1～0	
质量评价	5	关心患者,沟通良好,操作熟练、规范	5	4	3	2	1～0	
总分	100							

第8章 营养支持技术

第1节 肠内营养支持技术

一、目 的

对于不能经口进食的患者，使用肠内营养管滴注营养液来满足患者营养和治疗的需要。

二、评估内容

1. 评估患者的病情、意识状态，以及配合程度。

2. 评估患者肠内营养置管的长度、深度、通畅程度，以及有无胃潴留。

三、操作前准备

1. 仪表准备

（1）衣帽整洁，符合操作要求。

（2）仪表大方，举止端庄。

2. 环境准备

环境整洁、安静、舒适、安全，温湿度适宜。

3. 用物准备

肠内营养液、肠内营养输注泵、肠内营养输注泵管（或肠内营养输注管）、灌注器、温开水（38～40℃）、治疗巾、弯盘、纱布、安全别针、肠内营养标识牌。

四、操作流程

肠内营养支持技术操作流程（见图 8-1-1）：核对医嘱→准备用物，检查营养泵性能→携用物至患者床边→核对患者身份信息→向患者及家属做好解释→评估患者病情→安置体位（取半卧位或将床头抬高 30°～45°）→将治疗巾铺于患者颌下，将弯盘置于患者口角处→评估置管长度、深度，确定肠内营养管在位→评估患者有无胃潴留、腹胀等情况→用温开水冲洗肠内营养管→将肠内营养液及肠内营养标识牌悬挂于输液架上，粘贴肠内营养专用标识→将营养液连接肠内营养输注泵管→调节肠内营养输注泵（接通电源→开机→嵌入输注泵管→预设总量→排气→调节速度→连接肠内营养管），并妥善固定→再次核对患者身份信息→进行健康宣教→规范处理用物→规范洗手，记录。

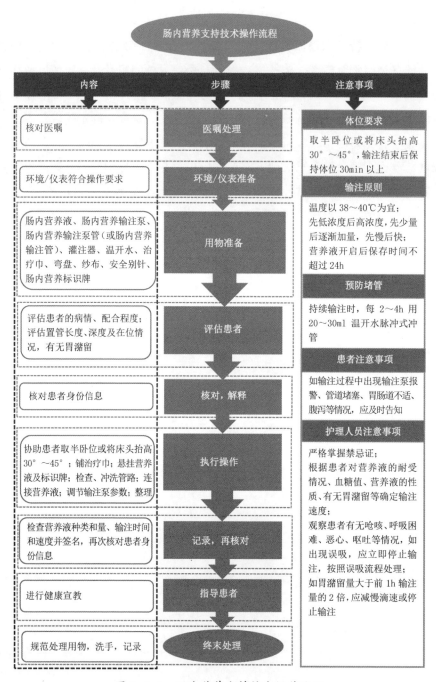

图 8-1-1 肠内营养支持技术操作流程

五、常见操作并发症及处理

肠内营养支持技术常见操作并发症及处理见表 8-1-1。

表 8-1-1　肠内营养支持技术常见操作并发症及处理

序号	名称	常见原因	预防及处理措施
1	感染性并发症：误吸、吸入性肺炎等	（1）床头抬高角度不当； （2）肠内营养管位置不当； （3）胃排空延迟或胃潴留； （4）患者存在体弱、昏迷等高危因素	（1）输注前将床头抬高 30°～45°； （2）调整肠内营养管位置； （3）减慢输注速度； （4）根据患者情况，调整喂养途径； （5）一旦发生误吸、吸入性肺炎，按照误吸、吸入性肺炎流程处理
2	机械性并发症：管道堵塞	（1）营养液稠厚，粘贴管壁； （2）冲洗不规范	（1）持续输注时每 2～4h 用温开水冲洗； （2）一旦发生堵管，及时汇报医生，遵医嘱处理
3	胃肠道并发症：腹胀、腹泻、恶心、呕吐等	（1）膳食纤维摄入不足； （2）胃排空迅速； （3）菌群失调； （4）胃潴留； （5）快速输注高渗营养液	（1）选用含膳食纤维配方的肠内营养液； （2）操作者规范操作； （3）遵医嘱停用相关药物； （4）观察患者大便性质、次数、量及颜色，留取标本做大便常规及细菌培养； （5）抬高床头，加用胃动力药，改变喂养途径； （6）注意营养液输注的浓度、速度、容量和温度，遵循从低到高、由少到多、先增高浓度后提高容量、速度由慢到快的原则
4	代谢并发症：水电解质紊乱及酸碱代谢异常、糖代谢异常等	（1）水和电解质与肠内吸收或转运异常； （2）摄入不足、应用脱水剂、腹泻引起； （3）大量鼻饲高渗营养液； （4）心、肾、肝功能不全； （5）患者处于应激状态	（1）严格记录 24h 出入量； （2）监测血清电解质情况； （3）根据电解质调整营养液的浓度和剂量； （4）密切监测血糖水平

六、评分标准

肠内营养支持技术操作评分标准见表 8-1-2。

表 8-1-2 肠内营养支持技术操作评分标准

项目	项目分值	操作要求	评分等级及分值					扣分
			A	B	C	D	E	
仪表	5	工作衣、帽、口罩穿戴整齐，符合规范	5	4	3	2	1～0	
操作前准备	30	核对医嘱	5	4	3	2	1～0	
		评估患者的病情、意识状态，以及配合程度	5	4	3	2	1～0	
		评估患者肠内营养管置管长度、通畅程度，是否在胃内；评估有无胃潴留	5	4	3	2	1～0	
		向患者及家属做好解释	5	4	3	2	1～0	
		备齐用物，检查物品的质量及有效期	5	4	3	2	1～0	
		检查肠内营养泵的性能	5	4	3	2	1～0	
执行操作	55	核对患者身份信息	5	4	3	2	1～0	
		取半卧位或将床头抬高30°～45°	5	4	3	2	1～0	
		将治疗巾铺于患者颌下，将弯盘置于患者口角处	5	4	3	2	1～0	
		检查肠内营养管的通畅程度，是否在胃内；检查有无胃潴留	5	4	3	2	1～0	
		至少用两种方法确认肠内营养管是否在位，用20～30ml温开水脉冲式冲管	5	4	3	2	1～0	
		将营养液连接肠内营养输注泵管	5	4	3	2	1～0	
		调节输注泵参数，确保输注速度合适	5	4	3	2	1～0	
		悬挂肠内营养标识牌，粘贴肠内营养专用标识	5	4	3	2	1～0	
		再次核对患者身份信息，整理床单位，规范处理用物，记录	5	4	3	2	1～0	
		告知患者及家属注意事项	5	4	3	2	1～0	

项目	项目分值	操作要求	评分等级及分值					扣分
			A	B	C	D	E	
执行操作	55	按时冲管，避免管道堵塞	5	4	3	2	1～0	
操作后处置	5	输注完毕后用 20～30ml 温开水脉冲式冲管，并妥善固定	5	4	3	2	1～0	
质量评价	5	沟通良好，操作熟练、规范，动作轻柔	5	4	3	2	1～0	
总分	100							

第 2 节　胃肠减压技术

一、目　的

1. 利用负压作用，将胃肠道内积聚的气体、液体吸出，以解除或者缓解肠道梗阻所致的症状。

2. 用于消化道及腹部手术前准备，以减轻胃肠胀气，增加手术的安全性；术后用于减轻腹胀、伤口疼痛，促进手术切口愈合及消化功能恢复。

3. 通过对胃肠减压吸出物的判断，观察病情变化，协助作出诊断。

二、评估内容

1. 评估患者的病情、意识状态、鼻腔情况，是否有食管、胃肠道梗阻，是否有人工气道，以及术后情况等。

2. 评估患者胃肠减压的目的、时间、方式、方法。

3. 评估患者的配合程度及有无特殊需要，取得其配合。

4. 评估患者胃管在位情况，以及置管长度等。

三、操作前准备

1. 仪表准备

（1）衣帽整洁，符合操作要求。

（2）仪表大方，举止端庄。

2. 环境准备

环境整洁、安静、舒适、安全、温湿度适宜。

3. 用物准备

胃肠减压负压装置（或一次性负压引流装置）、弯盘、压舌板、手电筒、50ml 注射器、听诊器、胶布、安全别针、医用手套、治疗车（免洗手消毒液、医用垃圾桶、利器盒）。

倾倒引流液时，增加一次性负压引流装置、生理盐水、棉签、石蜡油棉球、纱布、无齿血管钳。

四、操作流程

1. 胃肠减压技术操作流程

胃肠减压技术操作流程（见图 8-2-1）：核对医嘱→核对患者身份信息→评估患者的意识状态、病情，做好解释→协助患者取舒适体位，安装胃肠减压负压装置→调节压力至 8 ～ 12kPa（60 ～ 90mmHg）或准备一次性负压引流球使其处于负压状态→规范洗手→评估患者胃管情况，确定胃管在胃内（抽吸胃液 / 听气过水声 / 看有无气泡溢出）→连接胃肠减压负压装置→观察减压效果→固定装置→妥善安置患者，并进行宣教→规范处理用物→规范洗手，记录。

2. 倾倒胃肠减压引流液技术操作流程

倾倒胃肠减压引流液技术操作流程（见图 8-2-2）：核对患者身份信息→评估患者的意识状态、病情，做好解释→评估胃肠减压情况，确定胃管在胃内（抽吸胃液 / 听气过水声 / 看有无气泡溢出）→用无齿血管钳夹闭胃管末端→戴医用手套，分离胃管与胃肠减压负压装置→倾倒时观察引流液（颜色、性质及量）→安装引流装置→规范洗手→调节压力至 8 ～ 12kPa（60 ～ 90mmHg）→连接胃肠减压负压装置→观察减压效果→鼻部护理（清洗鼻腔，检查胶布是否固定妥当，必要时更换）→固定装置→妥善安置患者，并进行宣教→规范处理用物→规范洗手，记录。

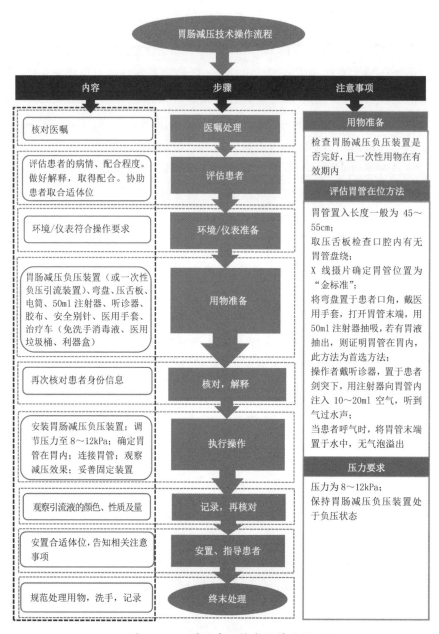

图 8-2-1　胃肠减压技术操作流程

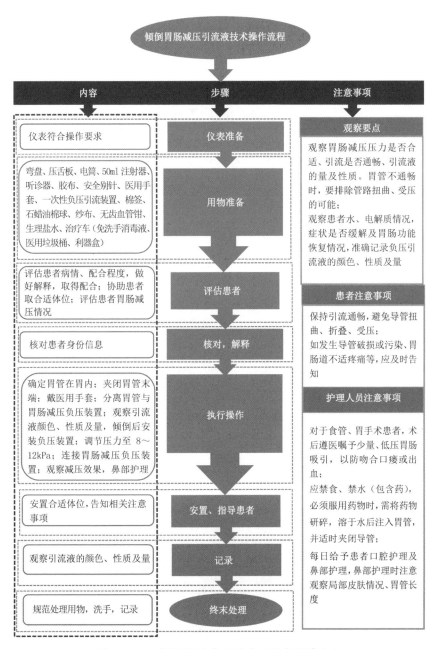

图 8-2-2 倾倒胃肠减压引流液技术操作流程

五、常见操作并发症及处理

胃肠减压技术常见操作并发症及处理见表8-2-1。

表8-2-1 胃肠减压技术常见操作并发症及处理

序号	名称	常见原因	预防及处理措施
1	引流不畅	（1）胃管不在胃肠内、外滑脱离和（或）盘曲、打结； （2）胃内容物消化不彻底，食物残渣或胃液黏稠、血凝块阻塞管腔； （3）管路的前端紧贴消化道内壁，持续负压吸引时可能发生吸钳现象； （4）胃肠减压装置出现故障，如漏气、失去负压等	（1）对于清醒的患者，应耐心向其说明胃肠减压的目的和步骤，加强巡视，定时检查胃管，及时发现和纠正胃管外滑脱离和（或）盘曲、打结； （2）禁止多渣、黏稠的食物、药物注入胃管内，如从管腔内注入药物，需定时用生理盐水冲洗； （3）改变体位，以减少胃管在胃壁吸附； （4）若确定为食物残渣或血凝块阻塞胃管，则可用 α-糜蛋白酶加碳酸氢钠等从胃管注入，如处理无效，可遵医嘱拔除胃管，重新置管； （5）定期检查，保持胃肠减压的有效负压
2	上消化道出血	负压吸引致使胃、肠黏膜缺血、坏死形成溃疡	如发现引流液有鲜红色血液引出，立即降低负压，并报告医生，查明原因，遵医嘱予以处理
3	吸入性肺炎	（1）咽喉部分泌物增加，患者不敢咳嗽； （2）长期卧床引起胃肠道蠕动功能减弱，导致胃食管反流	（1）鼓励患者咳嗽、排痰，咳嗽前先固定好胃管及胃肠减压负压装置，对于不能自行咳痰的患者，加强翻身、拍背，促进排痰； （2）保证胃肠减压引流通畅，疑有引流不畅时，应及时予以处理，以防反流； （3）每日口腔护理2次，保持口腔清洁、湿润； （4）在病情允许的情况下，遵医嘱尽早拔除胃管； （5）对于发生吸入性肺炎患者，遵医嘱予以对症处理，密切观察患者病情；根据痰和血培养的结果，遵医嘱予以对症治疗

序号	名称	常见原因	预防及处理措施
4	声音嘶哑	长时间插管引起	（1）嘱患者少说话或禁声； （2）在病情允许的情况下，遵医嘱尽早拔除胃管； （3）对于出现声音嘶哑者，注意嗓音保健，加强口腔护理，嘱患者做吞咽动作，保持局部湿润； （4）一旦发生声音嘶哑，遵医嘱给予雾化吸入等处理

六、评分标准

胃肠减压技术操作评分标准见表 8-2-2。

表 8-2-2　胃肠减压技术操作评分标准

项目	项目分值	操作要求	评分等级及分值					扣分
			A	B	C	D	E	
仪表	5	工作衣、帽、口罩穿戴整齐，符合规范	5	4	3	2	1～0	
操作前准备	20	环境清洁	5	4	3	2	1～0	
		修剪指甲，规范洗手，戴口罩	5	4	3	2	1～0	
		备齐用物，且放置合理	5	4	3	2	1～0	
		检查负压吸引装置性能及一次性用物的质量	5	4	3	2	1～0	
执行胃肠减压操作	30	核对患者身份信息，评估患者意识状态、病情，做好解释	5	4	3	2	1～0	
		嘱患者取舒适卧位，安装负压装置，规范洗手，调节压力至 8～12kPa	5	4	3	2	1～0	
		评估患者胃管情况	5	4	3	2	1～0	
		连接胃肠减压负压装置，观察减压效果	5	4	3	2	1～0	

续表

项目	项目分值	操作要求	评分等级及分值					扣分
			A	B	C	D	E	
执行胃肠减压操作	30	妥善固定装置，安置体位，做好宣教工作	5	4	3	2	1～0	
		规范处理用物，垃圾分类放置，规范洗手，记录	5	4	3	2	1～0	
执行倾倒胃肠减压引流液操作	40	评估患者的意识状态、病情，做好解释工作；评估胃肠减压情况	5	4	3	2	1～0	
		确定胃管在胃内，夹闭胃管末端	5	4	3	2	1～0	
		戴医用手套，分离胃管与胃肠减压负压装置	5	4	3	2	1～0	
		倾倒时观察引流液，清洗负压装置，安装引流装置	5	4	3	2	1～0	
		调节压力至8～12kPa	5	4	3	2	1～0	
		连接胃肠减压装置，观察减压效果	5	4	3	2	1～0	
		鼻部护理，安置体位，做好宣教工作	5	4	3	2	1～0	
		规范处理用物，垃圾分类放置，规范洗手，记录	5	4	3	2	1～0	
质量评价	5	沟通良好，操作熟练、规范，动作轻柔	5	4	3	2	1～0	
总分	100							

第9章　排泄技术

第1节　女性患者留置导尿技术

一、目　的

1. 为尿路阻塞、尿潴留患者引流尿液，减轻局部不适症状。

2. 用于抢救危重、休克患者，准确记录尿量，以观察病情变化。

3. 为腹部、盆腔等手术的术前准备，保持膀胱空虚，避免术中误伤。

4. 泌尿系统或邻近泌尿道手术后，便于引流或冲洗，促进膀胱功能恢复及切口愈合。

5. 为昏迷、截瘫、会阴部和骶部皮肤受损的尿失禁患者引流尿液，保持会阴部清洁、干燥。

6. 协助临床诊断，如留取尿标本做细菌培养、测量膀胱容量等。

二、评估内容

1. 评估患者的病情、意识状态、配合程度和生活自理能力。

2. 评估导尿的目的、膀胱充盈度，以及会阴部皮肤、黏膜等情况。

三、操作前准备

1. 仪表准备

（1）衣帽整洁，修剪指甲，洗手，戴口罩。

（2）仪表大方，举止端庄。

2. 环境准备

（1）环境整洁、安静、舒适、安全。

（2）符合无菌操作要求。

（3）保持适宜的室温，关闭门窗。用床帘或屏风遮挡患者。

3. 用物准备

治疗车、一次性导尿包、挂钩、导管标识、胶带、医用垃圾桶、免洗手消毒液、便器（备用）、洞巾。

四、操作流程

女性患者留置导尿技术操作流程（见图 9-1-1）：核对医嘱→清洁治疗车→规范洗手→准备、检查用物→规范洗手→携用物至患者床边→核对患者身份信息→做好解释→关闭门窗→用床帘遮挡患者→将凳子移至床尾→必要时准备便器→将挂钩挂于床沿→松开床尾盖被→拉起上衣→患者双手交叉置于胸前→脱去患者对侧裤腿盖在近侧下肢→用被子盖好对侧下肢→两腿屈曲外展→规范洗手→打开导尿包，将治疗巾垫于臀下→将弯盘置于近会阴处→操作者一手戴手套，另一手持镊子夹消毒棉球进行消毒，按由外向内顺序擦洗阴阜、对侧大腿根部、近侧大腿根部、对侧大阴唇、近侧大阴唇、对侧小阴唇、近侧小阴唇、尿道口、肛门→脱手套并撤去用物→规范洗手→在两腿之间打开导尿包→取戴无菌手套→铺洞巾与一次性导尿包，包布形成无菌区→打开弯盘→去除引流袋外包装，旋紧放尿阀→妥善整理放置用物（一弯盘放置消毒棉球及镊子，另一弯盘放置导尿管及平镊）→检查气囊有无漏气→用润滑液棉球润滑导尿管前端→连接引流袋→将消毒盘移近会阴处→如为有粉手套，用棉球擦去手指上的滑石粉→一手拇指、示指分开并固定小阴唇→另一手持镊子夹消毒棉球，按由内向外顺序消毒尿道口、对侧小阴唇、近侧小阴唇、尿道口→移去消毒盘，将导尿管盘移至近会阴处（暴露尿道口不放松）→一手持平镊夹导尿管对准尿道口，轻轻插入尿道 4～6cm，见尿后再插入 7～10cm→固定导尿管→气囊内注入蒸馏水或注射用水，轻轻往外牵拉，有阻力感即可→夹闭引流管→穿过洞巾，低于膀胱高度妥善放置导尿管→打开引流袋夹，观察尿液的量、颜色、性质等→规范处理用物→脱手套，规范洗手→固定导尿管→粘贴导管标识，做好引流袋标识→协助患者取舒适体位→整理床单位→将凳子移至原处→开窗通风→拉开床帘→规范处理用物→规范洗手，记录。

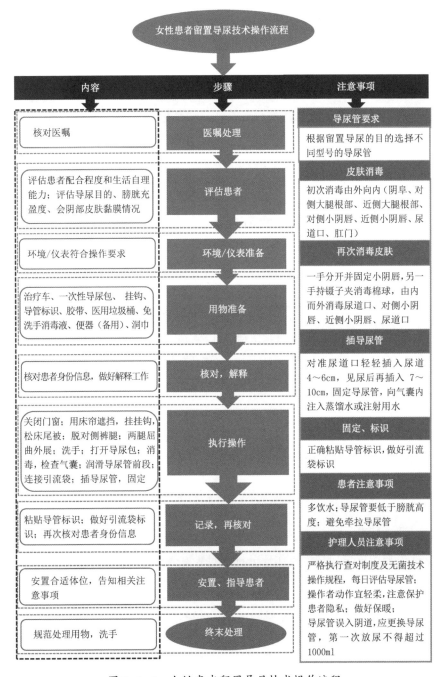

图 9-1-1 女性患者留置导尿技术操作流程

五、常见操作并发症及处理

女性患者留置导尿技术常见操作并发症及处理见表 9-1-1。

表 9-1-1　女性患者留置导尿技术常见操作并发症及处理

序号	名称	常见原因	预防及处理措施
1	尿路感染	（1）操作者无菌操作不严格，清洁、消毒不彻底； （2）导尿管材质不过关； （3）引流装置密闭性欠佳； （4）导尿管插入不顺利，反复多次插管	（1）严格执行无菌技术操作规程； （2）选用硅胶和乳胶材料的导尿管； （3）告知患者摄入足够水分，达到自然冲洗尿道，减少污染的目的； （4）尽量避免留置导尿管，对于尿失禁者，可用吸水会阴垫或尿套； （5）提高操作技能，选择合适型号的导尿管； （6）当发生尿路感染时，遵医嘱处理
2	尿道黏膜损伤/出血	（1）患者心理因素导致插导尿管时出现尿道括约肌痉挛； （2）导尿管插入不顺利，反复插管； （3）气囊注水时机选择不当； （4）对于严重尿潴留者，大量放尿	（1）耐心解释，给予安慰，缓解患者紧张情绪； （2）提高操作技能，选择合适型号的导尿管； （3）导尿管插入尿道 4～6cm，见尿后再插入 7～10cm，再予气囊注水； （4）对于严重尿潴留患者，第一次放尿不得超过 1000ml； （5）一旦发生尿道出血，遵医嘱处理

六、评分标准

女性患者留置导尿技术操作评分标准见表 9-1-2。

表 9-1-2　女性患者留置导尿技术操作评分标准

项目	项目分值	操作要求	评分等级及分值					扣分
			A	B	C	D	E	
仪表	5	工作衣、帽、口罩穿戴整齐,符合规范	5	4	3	2	1～0	
操作前准备	10	环境清洁,修剪指甲,规范洗手	5	4	3	2	1～0	
		备齐用物,且放置合理;检查一次性用物质量	5	4	3	2	1～0	
执行操作	70	核对患者身份信息,做好解释	5	4	3	2	1～0	
		关闭门窗,用床帘或屏风遮挡患者,将挂钩挂于床沿	5	4	3	2	1～0	
		松床尾被,妥善安置患者,注意保暖	5	4	3	2	1～0	
		洗手,规范打开导尿包	5	4	3	2	1～0	
		臀下垫一治疗巾,弯盘放置妥当	5	4	3	2	1～0	
		戴手套,持镊子夹取棉球,按顺序规范进行消毒	5	4	3	2	1～0	
		在两腿之间规范打开导尿包,戴无菌手套,铺洞巾成无菌区	5	4	3	2	1～0	
		妥善放置物品,去除引流袋外包装,旋紧放尿阀	5	4	3	2	1～0	
		试气检查气囊,润滑导尿管前段,检查连接引流袋	5	4	3	2	1～0	
		将弯盘移至会阴处,按顺序再次消毒	5	4	3	2	1～0	
		轻插导尿管,插管长度合适,向气囊内注入注射用水或蒸馏水	5	4	3	2	1～0	
		妥善放置导尿管,避免尿液反流;观察尿液的量、颜色、性质等	5	4	3	2	1～0	
		规范处理用物,洗手	5	4	3	2	1～0	
		妥善固定,正确做好导管及引流袋标识	5	4	3	2	1～0	
操作后处置	10	协助患者取舒适体位,整理床单位	5	4	3	2	1～0	

续表

项目	项目分值	操作要求	评分等级及分值					扣分
			A	B	C	D	E	
操作后处置	10	开窗通风，拉开床帘或屏风，规范洗手，记录	5	4	3	2	1～0	
质量评价	5	关心患者，沟通良好，操作熟练、规范	5	4	3	2	1～0	
总分	100							

第 2 节　膀胱冲洗技术

一、目　的

1. 对于留置导尿的患者，保持尿液引流通畅。

2. 清洁膀胱，清除膀胱内的血凝块、黏液及细菌等，预防感染。

3. 治疗某些膀胱疾病，如膀胱炎、肿瘤等。

二、评估内容

1. 评估患者的病情、意识状态、配合程度。

2. 评估患者膀胱充盈度、导尿管是否通畅，以及尿液的量、颜色、性质等。

三、操作前准备

1. 仪表准备

（1）衣帽整洁，符合操作要求。

（2）仪表大方，举止端庄。

2. 环境准备

（1）环境清洁、舒适、安全。

（2）病室内减少人员走动。

3. 用物准备

治疗车、治疗盘、冲洗液、消毒棉签、冲洗管路、无齿血管钳、治疗巾、免洗手消毒液、医用垃圾桶、警示牌。

四、操作流程

膀胱冲洗技术操作流程（见图 9-2-1）：核对医嘱→规范洗手→检查用物→冲洗液连接冲洗管路→携用物至患者床边→核对患者身份信息→做好解释→必要时关闭门窗，用床帘遮挡→评估患者的病情，以及膀胱充盈度、导尿管是否通畅，尿液的量、颜色、性质等→协助患者取平卧位，垫治疗巾→暴露导尿管接口，注意保暖→挂冲洗液，排气→排空膀胱内尿液后夹闭引流袋→用无齿血管钳夹闭导尿管近段→双手戴手套→取消毒棉签 2 支消毒接口处（一支棉签围绕接口处自上而下纵形消毒，另一支棉签围绕接口处环形消毒）→取无菌纱布包裹消毒部位→分离导尿管→取消毒棉签1支消毒导尿管内口及周围→连接冲洗管路→打开无齿血管钳→打开冲洗管路开关→调节滴速→挂膀胱冲洗警示牌，观察引流是否通畅→告知相关注意事项→冲洗完毕，关闭冲洗管路→开放引流管，将冲洗液完全引出→关闭引流管（按照需要如此反复冲洗）。

冲洗后处理：冲洗完毕，取下冲洗管路→消毒导尿管接口和引流接头并连接→清洁外阴部→固定导尿管→撤治疗巾，协助患者取合适体位→整理床单位→规范处理用物→规范洗手，记录。

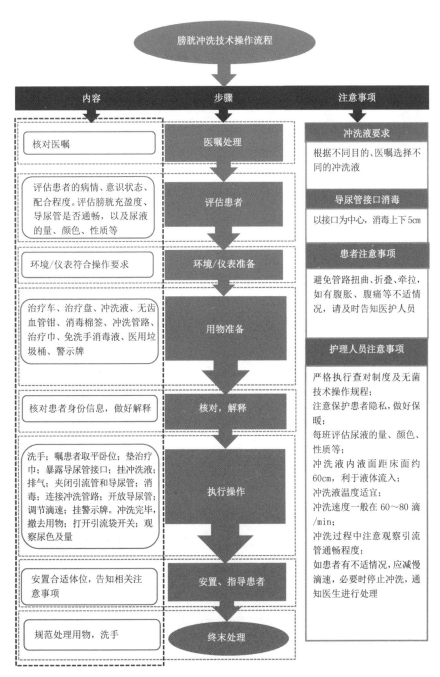

图 9-2-1 膀胱冲洗技术操作流程

五、常见操作并发症及处理

膀胱冲洗技术常见操作并发症及处理见表 9-2-1。

表 9-2-1　膀胱冲洗技术常见操作并发症及处理

序号	名称	常见原因	预防及处理措施
1	感染	（1）导尿破坏了泌尿系统局部的防御机制； （2）膀胱冲洗破坏了引流系统的密闭状态，导致逆行感染增加； （3）未严格遵守无菌技术操作规程； （4）引流管的位置过高，致使尿液逆流回膀胱，引起逆行感染； （5）冲洗液被细菌污染	（1）安抚患者，加强心理护理； （2）严格掌握导尿的适应证，尽早拔管； （3）严格按照无菌技术操作规程进行尿道口护理； （4）密切观察冲洗情况，保持引流管的位置低于患者膀胱位置； （5）一旦发生感染，遵医嘱处理
2	血尿	（1）冲洗液灌入过多或冲洗时压力过大，停留时间过长后放出，使黏膜急剧充血而引起； （2）继发于膀胱炎	（1）预防及处理同导尿技术常见操作并发症； （2）每次灌注的冲洗液量以 200 ~ 300ml 为宜，冲洗液内液面高度距床约 60cm，冲洗液温度适宜，冲洗速度一般在 60 ~ 80 滴 /min
3	膀胱刺激症状	（1）泌尿系统感染； （2）冲洗液温度过低	（1）如由感染引起，给予适当的抗感染治疗； （2）碱化尿液对缓解症状有一定作用； （3）遇寒冷天气，冲洗液应加温至 35 ~ 37℃，以防因冷刺激膀胱
4	膀胱痉挛	（1）膀胱内有异物（如血凝块）； （2）膀胱手术后冲洗速度过快（或温度过低）； （3）手术创伤； （4）引流管刺激； （5）患者精神因素	（1）做好心理护理，讲解相关知识； （2）在病情允许的情况下，尽早停止膀胱冲洗； （3）保持管道通畅，注意冲洗液的温度和速度； （4）教会患者应对膀胱痉挛的方法，如深呼吸法、屏气呼吸法等

六、评分标准

膀胱冲洗技术操作评分标准见表 9-2-2。

表 9-2-2　膀胱冲洗技术操作评分标准

项目	项目分值	操作要求	评分等级及分值					扣分
			A	B	C	D	E	
仪表	5	工作衣、帽、口罩穿戴整齐，符合规范	5	4	3	2	1～0	
操作前准备	10	环境清洁，修剪指甲，规范洗手，戴口罩	5	4	3	2	1～0	
		备齐用物，检查一次性用物质量	5	4	3	2	1～0	
执行操作	70	核对医嘱，评估患者	5	4	3	2	1～0	
		按无菌技术操作要求连接冲洗管路	5	4	3	2	1～0	
		核对患者身份信息，做好解释	5	4	3	2	1～0	
		协助患者取平卧位，臀下垫治疗巾；必要时关闭门窗，用床帘遮挡	5	4	3	2	1～0	
		暴露患者导尿管接口，注意保暖，挂冲洗液，排气	5	4	3	2	1～0	
		排空膀胱内尿液后夹闭引流袋	5	4	3	2	1～0	
		取消毒棉签消毒导尿管接口处	5	4	3	2	1～0	
		连接冲洗管路	5	4	3	2	1～0	
		打开无齿血管钳，然后打开冲洗管路开关，调节滴速，挂膀胱冲洗警示牌	5	4	3	2	1～0	
		观察引流是否通畅及患者反应，告知相关注意事项	5	4	3	2	1～0	
		冲洗完毕，关闭冲洗管路，开放引流管（按照需要如此反复冲洗）	5	4	3	2	1～0	
		取下冲洗管路，消毒导尿管接口和引流接头并连接	5	4	3	2	1～0	
		清洁外阴部，固定导尿管	5	4	3	2	1～0	
		撤去用物及治疗巾	5	4	3	2	1～0	

续表

项目	项目分值	操作要求	评分等级及分值					扣分
			A	B	C	D	E	
操作后处置	10	协助患者取舒适体位，整理床单位，必要时开窗通风，拉开床帘	5	4	3	2	1～0	
		健康教育，规范处理用物，洗手，记录	5	4	3	2	1～0	
质量评价	5	关心患者，沟通良好，操作熟练、规范	5	4	3	2	1～0	
总分	100							

第 3 节 大量不保留灌肠技术

一、目 的

1. 刺激肠蠕动，软化和清除粪便，排除肠内积气，减轻腹胀症状。

2. 清洁肠道，为手术、检查和分娩做准备。

3. 稀释和清除肠道内有害物质，减轻中毒症状。

4. 降低温度，灌入低温液体，为高热患者降温。

二、评估内容

1. 评估患者病情、意识状态、配合程度，了解患者排便情况。

2. 评估患者是否有排便需求。

3. 评估患者有无灌肠禁忌证。

三、操作前准备

1. 仪表准备

（1）衣帽整洁，符合操作要求。

（2）仪表大方，举止端庄。

2. 环境准备

（1）环境整洁、安静、舒适、安全。

（2）病室内温湿度适宜，用床帘或屏风保护患者隐私。

3. 用物准备

一次性治疗盘、一次性灌肠包（肥皂水、医用手套、一次性中单、卫生纸、石蜡油棉球、备用肛管）、镊子、水温计、量杯、尺子、便盆。

四、操作流程

大量不保留灌肠技术操作流程（见图 9-3-1）：核对医嘱→清洁治疗台、治疗车→规范洗手→查对医嘱→取灌肠包置于治疗车上→备齐用物，并检查一次性用物的质量及有效期→根据医嘱配制灌肠液，测水温（39～41℃）→倒入灌肠包→将灌肠包置于治疗车上→清洁治疗台→规范洗手，记录→核对患者身份信

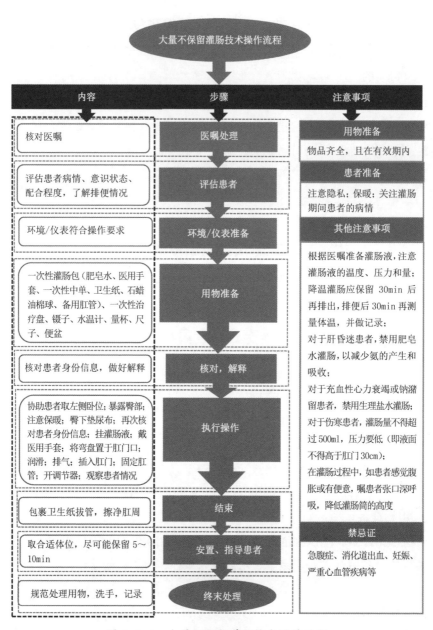

图 9-3-1 大量不保留灌肠技术操作流程

息，做好解释→评估患者→调节输液架高度→关闭门窗，用床帘遮挡患者→协助患者大小便→规范洗手→松开床尾盖被→协助患者取左侧卧位（右腿90°，左腿120°）→暴露臀部→注意保暖→取一次性中单垫入臀下→再次核对灌肠溶液、患者信息→将灌肠液挂于输液架上，调节至合适高度→双手戴医用手套→打开弯盘置于臀部边缘→润滑肛管前端→排气→一手暴露肛门，另一手用手纸或纱布包裹肛管前端→轻轻插入肛门7～10cm→一手固定肛管，另一手松开调节器→观察灌肠液下降速度及患者情况→待灌肠液将尽时，关调节器→用卫生纸包裹肛管，擦净肛门→将肛管放入污物盘中→分离连接处→将橡胶管挂于输液架上→脱手套并置于弯盘中→将弯盘置于治疗车下层→协助患者平卧→嘱患者尽可能保留5～10min→撤去灌肠包→协助患者排便→规范处理用物→整理床单位→开窗通风，拉开床帘→规范洗手，记录。

五、常见操作并发症及处理

大量不保留灌肠技术常见操作并发症及处理见表9-3-1。

表9-3-1 大量不保留灌肠技术常见操作并发症及处理

序号	名称	常见原因	预防及处理措施
1	肠道黏膜损伤／出血	（1）肛管润滑不充分，摩擦力大，操作者用力过猛，强行插入，易造成肠道黏膜损伤；（2）肛管粗细不合适或质地较硬，反复插管引起肠道黏膜水肿、损伤出血；（3）患者不配合，插入困难而致损伤	（1）插管前做好解释，充分润滑肛管，动作宜轻柔，进入要缓慢，忌强行插入，勿反复插管；（2）选择粗细合适、质地软的肛管；（3）肛管插入深度要适宜，勿过深，成人插入深度7～10cm，小儿插入深度4～7cm；（4）一旦发生肠黏膜损伤，应遵医嘱予以处理

续表

序号	名称	常见原因	预防及处理措施
2	肠穿孔	（1）操作者操作不当，用力过猛而穿破肠壁；（2）肛管质地粗硬或反复多次插管；（3）灌入液量过多，肠道内压力过大；（4）患者疾病因素	（1）选用质地适中，大小、粗细合适的肛管，插管时动作应轻缓，避免重复插管，遇有阻力时，可稍移动肛管或嘱患者变动体位；（2）液体灌入速度适中，灌肠袋液面距患者肛门高度 40～60cm；（3）一旦患者发生肠穿孔、肠破裂，应遵医嘱予以处理
3	水、电解质紊乱	（1）反复灌肠，导致大量液体被大肠黏膜吸收；（2）灌肠后排便增多	（1）清洁灌肠时，禁用一种液体如清水或生理盐水反复多次灌洗；（2）灌肠时可采用膝胸体位，以便于吸收，减少灌肠次数；（3）对于腹泻不止的患者，关注其排便以及水、电解质情况，必要时汇报医生，遵医嘱处理
4	虚脱	（1）年老体弱、全身状况差或患有严重心肺疾病的患者；（2）灌肠次数过多，速度过快，灌入液过量	（1）灌肠液温度控制在 39～41℃，不可过高或过低（高热灌肠降温者除外），并根据患者的身体状况、耐受力调节合适的速度；（2）一旦发生虚脱，应嘱患者立即平卧休息，遵医嘱予以处理
5	大便失禁	反复灌肠导致肛门括约肌永久性松弛	（1）鼓励患者尽量自己排便，嘱患者做缩肛动作，帮助患者逐步恢复肛门括约肌的控制能力；（2）对于已发生大便失禁者，床上铺橡胶（或塑料）中单或一次性尿布，每次便后用温水洗净肛门周围及臀部皮肤，保持皮肤干燥。必要时，肛门周围涂搽软膏以保护皮肤，避免皮肤破损感染

六、评分标准

大量不保留灌肠技术操作评分标准见表 9-3-2。

表 9-3-2　大量不保留灌肠技术操作评分标准

项目	项目分值	操作要求	评分等级及分值					扣分
			A	B	C	D	E	
仪表	5	工作衣、帽、口罩穿戴整齐，规范洗手，戴口罩	5	4	3	2	1～0	
操作前准备	20	协助患者小便，关闭门窗，用床帘遮挡患者，规范洗手	5	4	3	2	1～0	
		核对医嘱，清洁治疗台、治疗车，规范洗手。用物准备齐全，检查一次性用物质量	5	4	3	2	1～0	
		根据医嘱选择灌肠液	5	4	3	2	1～0	
		检查灌肠包有效期，调节灌肠液温度（39～41℃）	5	4	3	2	1～0	
执行操作	60	环境符合要求	5	4	3	2	1～0	
		核对患者身份信息，做好解释	5	4	3	2	1～0	
		评估患者，安置患者于左侧卧位，暴露臀部，取一次性尿垫垫入臀下	5	4	3	2	1～0	
		再次核对患者身份信息及灌肠液	5	4	3	2	1～0	
		挂灌肠包，距肛门 40～60cm，戴医用手套，置弯盘于臀边，润滑肛管前端	5	4	3	2	1～0	
		排气，暴露肛门，将肛管轻轻插入肛门 7～10cm（小儿为 4～7cm）	5	4	3	2	1～0	
		一手固定肛管，一手松调节器，观察液体速度	5	4	3	2	1～0	
		观察患者情况，必要时嘱患者深呼吸	5	4	3	2	1～0	
		待灌肠液将尽时，关闭调节器，用纱布包裹肛管，擦净肛门，拔出肛管	5	4	3	2	1～0	

续表

项目	项目分值	操作要求	评分等级及分值					扣分
			A	B	C	D	E	
执行操作	60	分离连接处，将胶管挂于输液架，脱去手套置于复合弯盘内，并将复合弯盘置于治疗车下层	5	4	3	2	1～0	
		协助患者穿裤，嘱其尽量平卧，保留灌肠液5～10min，撤去灌肠包置于治疗车下层	5	4	3	2	1～0	
		协助患者排便后撤去一次性尿垫，覆盖于便器上，并将便器置于治疗车下层	5	4	3	2	1～0	
操作后处置	10	协助患者取舒适卧位，规范处理用物，拉开床帘	5	4	3	2	1～0	
		规范处理污物，洗手，记录	5	4	3	2	1～0	
质量评价	5	关心患者，沟通良好，操作熟练、规范	5	4	3	2	1～0	
总分	100							

第 4 节　小量保留灌肠技术

一、目　的

将小量溶液灌入患者直肠或结肠内，通过肠黏膜吸收而达到治疗的目的。该技术常用于镇静、催眠及治疗肠道感染。

二、评估内容

1. 评估患者的病情、意识状态、配合程度，了解患者排便情况。
2. 评估患者是否有排便需求。
3. 评估患者有无灌肠禁忌证。

三、操作前准备

1. 仪表准备

（1）衣帽整洁，符合操作要求。

（2）仪表大方，举止端庄。

2. 环境准备

（1）环境整洁、安静、舒适、安全。

（2）病室内温湿度适宜，有床帘或屏风。

3. 用物准备

一次性弯盘、一次性灌肠包（肥皂水、医用手套、一次性中单、卫生纸、石蜡油棉球、备用肛管）、镊子、水温计、量杯、尺子、便盆。

四、操作流程

小量保留灌肠技术操作流程（见图 9-4-1）：核对医嘱→清洁治疗台、治疗车→规范洗手→查对医嘱→取灌肠包置于治疗车上→备齐用物→检查一次性用物有效期→根据医嘱配制灌肠液，测水温（39 ～ 41℃）→倒入灌肠包→将灌肠包置于治疗车上→清洁治疗台→规范洗手，记录→核对患者身份信息→做好解释→评估患者→调节输液架高度→关闭门窗，用床帘遮挡患者→协助患者大小便→规范洗手→松开床尾盖被→协助患者准备体位（根据病情选择不同的体位）→暴露

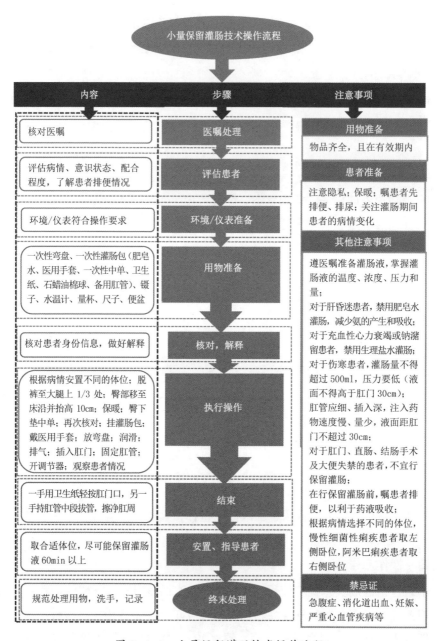

图 9-4-1 小量保留灌肠技术操作流程

患者臀部，抬高 10cm →注意保暖→取一次性尿垫垫入患者臀下→再次核对灌肠液、患者身份信息→将灌肠液挂于输液架上，调节合适高度→双手戴医用手套→打开弯盘并置于患者臀部边缘→润滑肛管前端→排气→一手暴露肛门，另一手用手纸或纱布包裹肛管前端→轻轻插入肛门 15 ～ 20cm →一手固定肛管，另一手松开调节器→观察灌肠液下降速度及患者情况→待灌肠液将尽时，关调节器→用卫生纸包裹肛管，擦净肛门→将肛管放入污物盘内→分离连接处→将橡胶管挂于输液架上→脱去手套并置于弯盘内→将弯盘置于治疗车下层→协助患者平卧→嘱患者尽可能保留 60min →撤去灌肠包→协助患者排便→规范处理用物→协助患者取舒适体位→整理床单位→开窗通风，拉开床帘→规范洗手，记录。

五、常见操作并发症及处理

小量保留灌肠技术常见操作并发症及处理见表 9-4-1。

表 9-4-1　小量保留灌肠技术常见操作并发症及处理

序号	名称	常见原因	预防及处理措施
1	肠道黏膜损伤／出血	（1）肛管润滑不充分，摩擦过大，用力过猛，强行插入，易造成肠道黏膜损伤； （2）肛管粗细不合适或质地较硬，反复插管，引起肠道黏膜水肿、损伤出血； （3）患者不配合，插入困难而致损伤	（1）插管前做好解释，充分润滑，动作轻柔，进入要缓慢，忌强行插入，勿反复插管； （2）选择粗细合适、质地软的肛管； （3）插入深度要适宜，勿过深，插入深度 15 ～ 20cm； （4）若发生肠黏膜损伤，应遵医嘱处理
2	肠道出血	（1）患者有痔疮、肛门或直肠畸形、凝血功能障碍等异常，插管时会增加肛门的机械性损伤； （2）肛管未予润滑，插管动作粗暴	（1）评估患者身心状况，有无禁忌证； （2）做好宣教工作，加强心理护理，消除患者的思想顾虑及恐惧心理； （3）插管前必须用液体石蜡润滑肛管，插管动作要轻柔，忌暴力； （4）若发生肠道出血，应根据病情遵医嘱用药或给予局部治疗

续表

序号	名称	常见原因	预防及处理措施
3	肠穿孔	（1）操作者操作时动作粗暴，用力过猛，穿破肠壁； （2）肛管质地粗硬或反复多次插管； （3）灌入液体量过多，肠道内压力过大； （4）患者疾病因素	（1）选用质地适中，大小、粗细合适的肛管，插管时动作应轻缓，避免重复插管，遇有阻力时，可稍移动肛管或嘱患者变动一下体位； （2）液体灌入速度适中，臀部抬高10cm； （3）若患者发生肠穿孔、肠破裂，应遵医嘱处理
4	虚脱	（1）年老体弱、全身状况差或患有严重心肺疾病患者； （2）灌肠次数过多，速度过快，灌入液过量	（1）灌肠液温度控制在 39～41℃，不可过高或过低（高热患者灌肠降温者除外），根据患者的身体状况、耐受力调节合适的速度； （2）一旦发生虚脱，应嘱患者立即平卧休息，并遵医嘱处理

六、评分标准

小量保留灌肠技术操作评分标准见表 9-4-2。

表 9-4-2　小量保留灌肠技术操作评分标准

项目	项目分值	操作要求	评分等级及分值					扣分
			A	B	C	D	E	
仪表	5	工作衣、帽、口罩穿戴整齐，规范洗手，戴口罩	5	4	3	2	1～0	
操作前准备	40	备齐用物，检查一次性用物质量	5	4	3	2	1～0	
		核对医嘱及患者身份信息，做好解释，评估患者意识状态、病情	5	4	3	2	1～0	
		准备并调节输液架高度，准备便器	5	4	3	2	1～0	
		协助患者小便，关闭门窗，用床帘遮挡患者，规范洗手	5	4	3	2	1～0	
		清洁治疗台、治疗车，规范洗手	5	4	3	2	1～0	

续表

项目	项目分值	操作要求	评分等级及分值					扣分
			A	B	C	D	E	
操作前准备	40	根据医嘱选择灌肠液	5	4	3	2	1～0	
		检查灌肠包有效期，打开灌肠包，调节灌肠液温度（39～41℃）	5	4	3	2	1～0	
		备齐用物并置于治疗车上，清洁治疗台，规范洗手	5	4	3	2	1～0	
执行操作	40	将治疗车推至患者床边，再次核对患者身份信息，并向其解释，松开床尾盖被，嘱排大小便，安置卧位，暴露臀部	5	4	3	2	1～0	
		取一次性中单垫入患者臀下，抬高臀部10cm，挂灌肠包，低于肛门30cm，戴医用手套，置弯盘于臀边，润滑肛管前端	5	4	3	2	1～0	
		排气，暴露肛门，将肛管轻轻插入肛门15～20cm	5	4	3	2	1～0	
		一手固定肛管，另一手松调节器，观察液体流速	5	4	3	2	1～0	
		观察患者情况，嘱患者张口呼气	5	4	3	2	1～0	
		待灌肠液将尽时，关调节器，用纱布包裹肛管拔出	5	4	3	2	1～0	
		擦净肛周皮肤，分离连接处，将胶管挂于输液架上，脱下手套置于弯盘内	5	4	3	2	1～0	
		协助患者穿裤，嘱尽量平卧保留60min以上，撤去灌肠包	5	4	3	2	1～0	
操作后处置	10	协助排便后撤去一次性中单；协助患者取舒适卧位，拉开床帘	5	4	3	2	1～0	
		规范处理用物，洗手，记录	5	4	3	2	1～0	
质量评价	5	关心患者，沟通良好，操作熟练、规范	5	4	3	2	1～0	
总分	100							

第10章　急救技术

第1节　院外成人心肺复苏（CPR）技术

一、目　的

1. 通过实施基础生命支持技术，恢复患者的循环、呼吸功能。

2. 维持重要脏器（尤其是脑组织）的血液供应，促使患者心搏、呼吸功能尽快恢复。

二、评估内容

评估患者的意识状态，以及呼吸、脉搏变化情况。

三、操作前准备

1. 仪表准备

符合操作要求，落实自身防护。

2. 环境准备

确保抢救环境安全。

3. 用物准备

如能获取，准备纱布或空气过滤器。

四、操作流程

院外成人心肺复苏技术操作流程（见图10-1-1）：评估环境安全→判断患者意识（双手拍肩，双耳呼叫）→患者无反应，即呼救"快来人啊！呼叫120"，如有可能，尽快获取自动体外除颤器（AED）→迅速将患者置于仰卧位（在硬质平面上）→操作者跪于患者一侧→检查颈动脉有无搏动（示指、中指触摸近

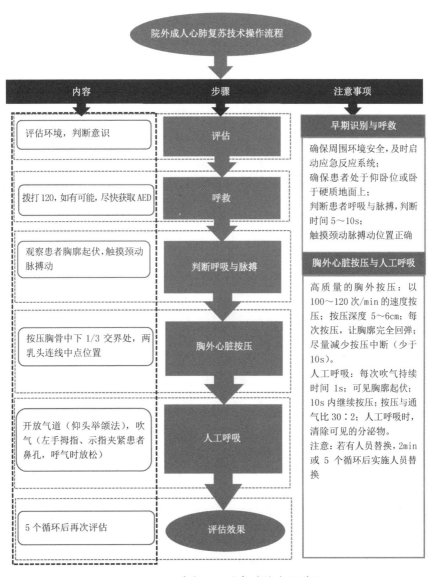

图 10-1-1　院外成人心肺复苏技术操作流程

侧颈动脉，5～10s）→同时快速评估呼吸（观察患者胸廓起伏，口述呼吸情况）→无脉搏，即行胸外按压（定位胸骨中下 1/3 交界处，两乳头连线中点处；左手掌掌根紧贴于胸骨上定位处，右手置左手背行十指交叉并指端上翘，双臂伸直，重心向下，有效胸外按压频率为 100～120 次 /min，按压深度为 5～6cm，充分回弹），按压 30 次→将患者头偏向一侧，清除可见的口腔及气道分泌物，如有活动性义齿，应取下→开放气道（仰头举颌法：左手肘关节着地，左手掌尺侧向下按压前额，右手中、示指将下颌上抬前推，打开气道）→人工呼吸 2 次（口对口有效吹气 2 次，每次吹气时使患者出现可视的胸部起伏），同时左手拇指、示指夹紧患者鼻孔，呼气时放松→按压与人工呼吸比为 30 : 2→5 个循环，以吹气 2 次结束→再次评估脉搏、呼吸，若未恢复，则继续按复苏周期进行复苏，直至复苏成功（颈动脉搏动、自主呼吸恢复）或医务人员到达（注意复苏周期内的人员替换）。

五、常见操作并发症及处理

院外成人心肺复苏技术常见操作并发症及处理见表 10-1-1。

表 10-1-1　院外成人心肺复苏技术常见操作并发症及处理

序号	名称	常见原因	预防及处理措施
1	肋骨骨折	（1）胸外心脏按压不规范，用力过度，按压的位置、方向不合适； （2）患者骨质疏松	（1）正确实施胸外心脏按压； （2）根据患者的年龄和胸部弹性施加合适的按压力度； （3）若发生骨折，应尽快转送医院处理
2	损伤性血胸、气胸	胸外心脏按压时，用力过度，导致肋骨骨折，骨折端刺破胸膜腔，形成气胸；刺破胸部血管，引起血胸	（1）正确实施胸外心脏按压； （2）根据患者的年龄和胸部弹性施加按压力度。对于老年患者，按压时酌情降低按压力度，幅度以胸骨下陷 3～4cm 为宜； （3）若发生气胸或血胸，应尽快转送医院处理

六、评分标准

院外成人心肺复苏技术操作评分标准见表 10-1-2。

表 10-1-2　院外成人心肺复苏技术操作评分标准

项目	项目分值	操作要求	评分等级及分值					扣分
			A	B	C	D	E	
评估	10	评估环境安全	5	4	3	2	1～0	
		判断患者意识状态，拍肩膀，大声询问，禁止剧烈摇晃患者	5	4	3	2	1～0	
呼救	5	高声呼救，拨打 120 急救电话，如有可能，尽快获取 AED（口头说明）	5	4	3	2	1～0	
安置体位	5	患者处于仰卧位或卧于硬质平面上	5	4	3	2	1～0	
检查脉搏和呼吸	5	操作者摸同侧颈动脉搏动；快速评估呼吸；时间 5～10s	5	4	3	2	1～0	
胸外心脏按压	35	按压部位：胸骨中下 1/3 交界处，两乳头连线的中点处	5	4	3	2	1～0	
		按压姿势手法：一手掌根部放在胸部两乳头之间的胸骨上，另一手平行重叠压在其手背上，肘部伸直，掌根用力，手指抬离胸壁，实施连续、规则的按压	5	4	3	2	1～0	
		按压深度为 5～6cm	5	4	3	2	1～0	
		每次按压后让胸廓完全回弹	5	4	3	2	1～0	
		按压频率为 100～120 次 /min	5	4	3	2	1～0	
		按压中断不超过 10s	5	4	3	2	1～0	
		按压与通气比为 30：2	5	4	3	2	1～0	
清除口腔异物	5	检查口腔有无异物，取出活动性义齿及异物（视情况而定）	5	4	3	2	1～0	

续表

项目	项目分值	操作要求	评分等级及分值					扣分
			A	B	C	D	E	
开放气道	5	仰头举颌法：左手肘关节着地，左手掌尺侧向下按压前额，右手中、示指将下额上抬前推，打开气道	5	4	3	2	1～0	
人工呼吸	20	口对口吹气2次	5	4	3	2	1～0	
		吹气时左手拇指、示指夹紧患者鼻孔，呼气时放松	5	4	3	2	1～0	
		没有漏气，气量准确	5	4	3	2	1～0	
		吹气时间持续1s，观察胸廓隆起情况	5	4	3	2	1～0	
评估效果	5	按压5个循环后，评估脉搏、呼吸、瞳孔、循环征象，判断心肺复苏是否有效	5	4	3	2	1～0	
质量评价	5	注意人文关怀，操作熟练，整个过程体现急救意识	5	4	3	2	1～0	
总分	100							

注：根据《2020年美国心脏协会心肺复苏及心血管急救指南》修订。

第 2 节　院内成人心肺复苏（CPR）技术

一、目　的

1. 通过实施基础生命支持技术，恢复患者的循环、呼吸功能。

2. 维持重要脏器（尤其是脑组织）的血液供应，促使患者心搏、呼吸功能尽快恢复。

二、评估内容

1. 评估患者的意识状态、呼吸、脉搏，识别病情变化。

2. 评估患者的心电波形。

三、操作前准备

1. 仪表准备

符合操作要求，落实自身防护。

2. 环境准备

确保抢救环境安全。

3. 用物准备

抢救车、除颤仪、导电膏、纱布、简易呼吸球囊、吸氧装置（抢救物品均处于备用状态）。

四、操作流程

院内成人心肺复苏技术操作流程（见图 10-2-1）：评估环境安全→判断患者意识（双手拍肩，双耳呼叫）→若患者无反应，立即启动应急反应系统→取抢救车、除颤仪→迅速将患者置于仰卧位（就地或垫胸外按压板）→检查颈动脉搏动（用示指、中指触摸近侧颈动脉，5～10s）→同时快速评估呼吸（观察患者胸廓起伏，口述呼吸情况）→若患者无脉搏，立即行胸外按压（定位胸骨中下 1/3 交界处，两乳头连线的中点处；左手掌根紧贴患者胸骨上定位处，右手置于左手背上，十指交叉且指端上翘，双臂伸直，重心向下，有效胸外按压频率为 100～120 次 /min，按压深度为 5～6cm）→抢救物品一旦到位，立即除颤→选

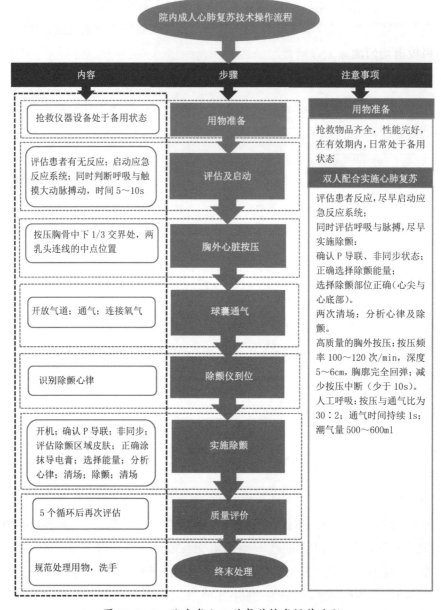

图 10-2-1　院内成人心肺复苏技术操作流程

择 Paddles（P）/ 电极板导联，确认非同步→暴露除颤区（检查有无植入性起搏器、皮肤完整性），去除全身金属导电物质，保持干燥→取下电极板，分别在两个电极板上均匀地涂上导电膏，选择能量（单相波 360J，双相波 200J）→充电→清场→再次判断有无除颤指征，若有，选择电击部位（心尖、心底部），两手紧压皮肤，施加 10kg 压力→确认清场，两手同时按"放电"键放电→结束后立即行 CPR →（另一名护士）将患者头偏向一侧，取下活动性义齿，清除口腔内可见异物→开放气道（双手抬颌法打开气道：将双肘置于患者头部两侧，双手示、中、无名指放在患者下颌骨性部位，向上或向后抬起下颌）→用 EC 手法固定球囊面罩（将一手的拇指和示指放在面罩两边形成"C"形，并将面罩边缘压向患者面部；其余三指提起下颌角形成"E"形，使面部紧贴面罩）→另一手挤压皮囊实施人工呼吸，送气时间持续 1s，同时观察胸廓起伏（氧气流量在 10L/min 以上，潮气量 500 ～ 600ml）→按压与通气比为 30：2，5 个循环，以吹气 2 次结束，再次评估脉搏、呼吸，同时判断有无除颤指征→评估复苏效果→若未恢复，则继续按复苏周期进行复苏，直至复苏成功（颈动脉搏动、自主呼吸恢复），注意复苏周期内的人员替换。

五、常见操作并发症及处理

院内成人心肺复苏技术常见操作并发症及处理见表 10-2-1。

表 10-2-1　院内成人心肺复苏技术常见操作并发症及处理

序号	名称	常见原因	预防及处理措施
1	肋骨骨折	（1）胸外心脏按压不规范，用力过大，按压的位置、方向不合适； （2）患者年龄大，骨质疏松	（1）正确实施胸外心脏按压； （2）根据患者的年龄和胸部弹性施加按压力度。对于老年患者，按压时酌情减小按压力度，幅度以胸部下陷 3 ～ 4cm 为宜； （3）单处肋骨骨折的治疗原则是镇痛、用宽胶布固定胸壁，以及预防肺部感染

续表

序号	名称	常见原因	预防及处理措施
2	损伤性血胸、气胸	(1)胸外心脏按压时，用力过大过猛或用力不当，导致肋骨骨折，骨折端刺破胸膜腔，形成气胸；(2)刺破胸部血管，引起血胸	(1)同肋骨骨折预防及处理措施(1)(2)。(2)若为闭合性气胸，则气体量小时，无需给予特殊处理；气体量较大时，可每日或隔日行胸腔穿刺排气一次，每次抽气量不超过1L，直至肺大部分复张，余下的气体可自行吸收。(3)若为张力性气胸，则可安装胸腔闭式引流装置将气体持续引出
3	心脏创伤	胸外心脏按压时，前下胸壁直接受压力撞击，可对心脏承受压力的部位或其对侧造成创伤，一般伤情较轻，多为心脏挫伤	(1)同肋骨骨折预防及处理措施(1)(2)；(2)患者卧床休息，做好心电监测；(3)给予相应的抗心律紊乱药物，纠正低血钾；(4)对于有充血性心力衰竭或心房颤动且心室率快的患者，给予洋地黄
4	胃、肝、脾破裂	胸外心脏按压时，按压位置过低，用力过大导致	(1)同肋骨骨折预防及处理措施(1)(2)；(2)严密观察病情，定时监测体温、脉搏、呼吸、血压，注意有无面色苍白、出冷汗、四肢发凉等休克症状，并了解腹痛、腹胀、呕吐及腹部体征的变化，予以对症处理
5	栓塞	胸外心脏按压导致肋软骨分离和肋骨骨折时，骨髓内脂肪滴可进入体循环血管而导致栓塞	(1)按压力度恰当，防止发生肋骨骨折。(2)发生栓塞后，首要是给予吸氧，一般吸氧浓度在50%以上；必要时行气管插管，并采用呼气末正压通气(PEEP)。(3)应用肾上腺皮质激素，临床上首选甲基氢化泼尼松，剂量为30mg/kg体重，于8h内静脉滴入；同时，及时使用激素，以防发生低氧血症、凝血机制异常及血小板计数下降。(4)必要时给予抗凝治疗
6	皮肤灼伤	(1)除颤电极板与皮肤未完全贴合；(2)导电膏涂抹不规范	(1)除颤时两手紧压皮肤，施加10kg压力，使电极板和皮肤充分贴合；(2)均匀涂抹导电膏

序号	名称	常见原因	预防及处理措施
7	胃胀气	（1）开放气道不充分； （2）通气过大	（1）充分打开气道。 （2）正确实施球囊通气，潮气量 500～600ml；1.5L 的呼吸球囊挤压 1/3，用均等压力挤压皮囊。 （3）通气时间持续 1s，避免通气量过大

六、评分标准

院内成人心肺复苏技术操作评分标准见表 10-2-2。

表 10-2-2　院内成人心肺复苏技术操作评分标准

项目	项目分值	操作要求	评分等级及分值					扣分
			A	B	C	D	E	
用物准备	5	抢救车、除颤仪、简易呼吸球囊处于备用状态	5	4	3	2	1～0	
评估及启动	15	评估环境，判断患者意识状态，启动应急反应系统，取抢救车（备简易呼吸球囊）和除颤仪	5	4	3	2	1～0	
		操作者触摸患者同侧颈动脉，快速评估呼吸，时间 5～10s	5	4	3	2	1～0	
		将患者置于仰卧位或卧于硬质平面上，（除颤仪到位前）正确实施胸外心脏按压	5	4	3	2	1～0	
除颤	30	除颤仪到位后，开机，选择 P 导联，确认非同步	5	4	3	2	1～0	
		暴露患者胸壁，并保持干燥、清洁	5	4	3	2	1～0	
		正确涂抹导电膏，选择合适能量（单相波 360J，双相波 200J）	5	4	3	2	1～0	
		电极板位置安放正确，清场；再次确认患者存在心脏除颤指征	5	4	3	2	1～0	
		充电，确认清场	5	4	3	2	1～0	

续表

项目	项目分值	操作要求	评分等级及分值					扣分
			A	B	C	D	E	
除颤	30	施加 10kg 压力，紧贴患者皮肤；放电，除颤成功	5	4	3	2	1～0	
胸外心脏按压与呼吸球囊通气	40	除颤结束后立即按压	5	4	3	2	1～0	
		按压部位准确：胸骨中下 1/3 处，两乳头连线的中点处。按压姿势手法：一手掌根放在患者胸部两乳头之间的胸骨上，另一手叠压在其手背上，肘部伸直，掌根用力，手指抬离患者胸壁，实施连续、规则的按压	5	4	3	2	1～0	
		按压深度为 5～6cm，每次按压后胸廓完全回弹	5	4	3	2	1～0	
		按压频率为 100～120 次/min，按压中断不超过 10s	5	4	3	2	1～0	
		保持呼吸道通畅，按压与通气比 30：2 符合要求	5	4	3	2	1～0	
		开放气道方法正确（双手抬颌法）	5	4	3	2	1～0	
		呼吸球囊使用 EC 手法正确，不漏气；通气时间持续 1s，胸廓抬起良好	5	4	3	2	1～0	
		按压 5 个循环后评估脉搏、呼吸、瞳孔、循环征象，判断心肺复苏是否有效	5	4	3	2	1～0	
操作后处置	5	妥善安置患者，规范处理用物；病情及抢救过程记录完整，并补记医嘱	5	4	3	2	1～0	
质量评价	5	配合默契，分工明确，抢救有序；整个操作过程体现关爱、人文关怀，沟通良好	5	4	3	2	1～0	
总分	100							

第 3 节　心脏电复律技术

一、目　的

在短时间内向心脏施一高压电流，使心肌瞬间同时除极，消除异位性快速心律失常，使之转复为窦性心律。

二、评估内容

1. 评估患者病情、意识状态、配合程度。

2. 识别患者心律。非同步电复律的适应证包括心室颤动、心室扑动或无脉性室性心动过速等。同步电复律的适应证包括心房颤动、心房扑动、室上性心动过速等。

3. 评估患者电复律部位皮肤、全身是否存在导电物质，有无植入性起搏器等。

三、操作前准备

1. 仪表准备

（1）衣帽整洁，符合操作要求。

（2）仪表大方，举止端庄。

2. 环境准备

环境整洁、安全，备有电源插座。

3. 用物准备

除颤仪、导电膏、纱布、抢救车、心电监测导联线及电极片、遵医嘱准备的相关镇静药物、硬板床。

四、操作流程

1. 同步心脏电复律技术操作流程

同步心脏电复律技术操作流程（见图 10-3-1）：核对医嘱→做好解释，向患者及家属讲解电复律的目的和意义→准备抢救车、复律设备、药物→评估环境安全→评估患者意识状态、配合程度→检查有无活动性义齿→评估除颤部位皮肤情况，检查有无植入性起搏器，去除金属及导电物质→确认静脉通路通畅，连接心电监护仪，给予吸氧→将患者置于硬板床上，取仰卧位→除颤仪开机→确认同步，选 R 波为主且较高大的导联→选择能量（根据医嘱选择）→分别在两个电极板上均匀地涂上导电膏→确认镇静后充电→再次判断有无复律指征，若有，选择电击部位→让所有人离开病床，两手紧压患者皮肤，施加 10kg 压力，"放电"→严密观察患者病情变化及心电监测各项参数并记录→妥善安置患者，检查、清洁皮肤，注意保暖→规范处理用物，洗手。

2. 非同步心脏电复律技术操作流程

非同步心脏电复律技术操作流程（见图 10-3-2）：评估环境安全→判断患者有无意识（双手拍肩，双耳呼叫）→若患者无反应，立即呼救"快来人啊！"→取抢救车、除颤仪→迅速将患者置于仰卧位（就地或垫急救板）→检查颈动脉搏动、呼吸（5～10s）→若无颈动脉搏动，立即行胸外按压→另一人取除颤仪，打开开关，选择 P 导联，确认非同步→暴露除颤区，检查有无植入性起搏器，去除金属及导电物质，分别在两个电极板上均匀地涂抹导电膏，选择能量（单相波 360J，双相波 200J）→充电→清场→再次判断有无除颤指征（若无除颤指征，则改变能量，或取消能量）→若有，选择电击部位，双手紧压患者皮肤，施加 10kg 压力→再次清场，双手同时按"放电"键放电→结束后立即行 CPR →按压与通气比 30 ∶ 2，5 个循环后，再次评估脉搏、呼吸，同时判断有无除颤指征→复苏成功，评估复苏效果。

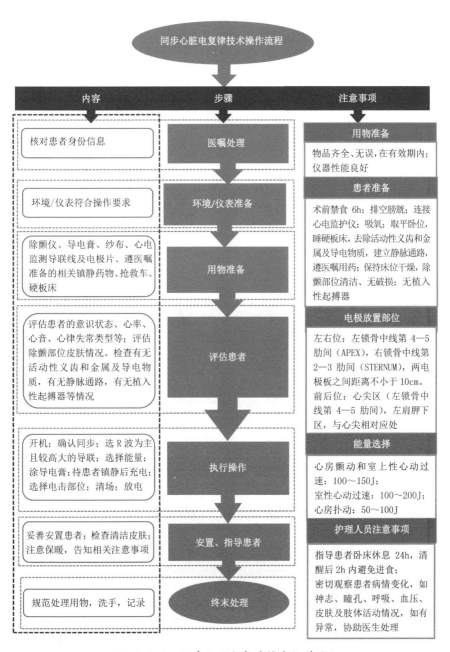

图 10-3-1　同步心脏电复律技术操作流程

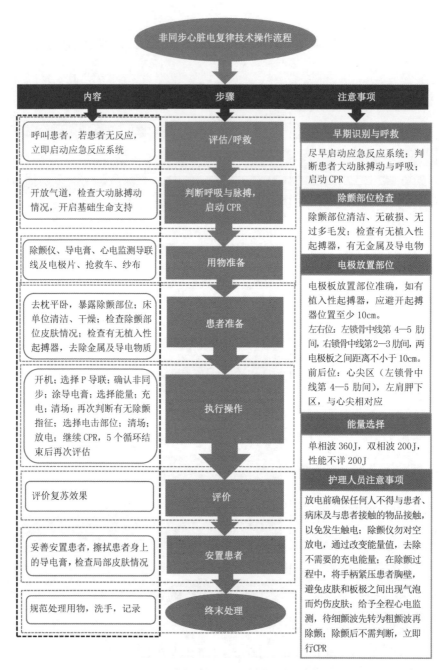

图 10-3-2 非同步心脏电复律技术操作流程

五、常见操作并发症及处理

心脏电复律技术常见操作并发症及处理见表 10-3-1。

表 10-3-1　心脏电复律技术常见操作并发症及处理

序号	名称	常见原因	预防及处理措施
1	心律失常	（1）电解质与酸碱失衡； （2）能量选择不合理	（1）根据患者病情，选择合适的能量； （2）电复律后常即刻出现短暂的房性期前收缩、交界性逸搏心律、偶发室性期前收缩，一般无需处理； （3）纠正电解质与酸碱失衡； （4）若发生心律失常，应分析原因，遵医嘱处理
2	低血压	与高能量电复律造成的心肌损伤有关	（1）监测血压和心电图变化； （2）如发生低血压，遵医嘱用药
3	栓塞	电复律后附壁血栓脱落	（1）在房颤复律前和复律后，应予以抗凝治疗； （2）若发生栓塞，遵医嘱予以抗栓对症处理
4	皮肤灼伤	（1）除颤电极板与皮肤接触不良； （2）连续多次除颤； （3）除颤能量选择错误并进行放电	（1）电极板紧压胸壁； （2）选择合适的能量； （3）若发生皮肤灼伤，遵医嘱处理

六、评分标准

同步心脏电复律技术操作评分标准见表 10-3-2，非同步心脏电复律技术操作评分标准见表 10-3-3。

表 10-3-2 同步心脏电复律技术操作评分标准

项目	项目分值	操作要求	评分等级及分值					扣分
			A	B	C	D	E	
仪表	5	工作衣、帽、口罩穿戴整齐，符合规范	5	4	3	2	1～0	
操作前准备	25	用物准备齐全，除颤仪、抢救设备性能良好	5	4	3	2	1～0	
		核对患者身份信息	5	4	3	2	1～0	
		向患者及家属做好解释	5	4	3	2	1～0	
		评估患者意识、配合程度；检查有无活动性义齿，以及除颤部位皮肤情况；检查有无植入性起搏器，去除金属及导电物质	5	4	3	2	1～0	
		评估患者心率、心音、心律失常类型、电解质情况	5	4	3	2	1～0	
执行操作	55	确认静脉通路通畅，遵医嘱用药，连接心电监护仪，给予吸氧	5	4	3	2	1～0	
		将患者置于硬板床上，取仰卧位	5	4	3	2	1～0	
		除颤仪开机，确认同步，选 R 波为主且较高大的导联	5	4	3	2	1～0	
		选择能量（根据医嘱选择）	5	4	3	2	1～0	
		正确、均匀涂抹导电膏	5	4	3	2	1～0	
		确保患者镇静后充电	5	4	3	2	1～0	
		再次判断有无复律指征，若有，选择电击部位，清场	5	4	3	2	1～0	
		电极板与皮肤紧密接触,压力适当(施加 10kg 的压力)	5	4	3	2	1～0	
		再次清场	5	4	3	2	1～0	
		双手同时按压"放电"按钮，完成电击	5	4	3	2	1～0	
		观察心率、心律，并观察、记录生命体征	5	4	3	2	1～0	

续表

项目	项目分值	操作要求	评分等级及分值					扣分
			A	B	C	D	E	
操作后处置	10	妥善安置患者，检查、清洁皮肤，注意保暖	5	4	3	2	1～0	
		规范处理用物，洗手，记录	5	4	3	2	1～0	
质量评价	5	关心患者，沟通良好，操作熟练、规范	5	4	3	2	1～0	
总分	100							

表 10-3-3　非同步心脏电复律技术操作评分标准

项目	项目分值	操作要求	评分等级及分值					扣分
			A	B	C	D	E	
仪表	5	工作衣、帽、口罩穿戴整齐，符合规范	5	4	3	2	1～0	
操作前准备	25	用物准备齐全，除颤仪、抢救设备性能良好	5	4	3	2	1～0	
		评估环境、患者意识状态	5	4	3	2	1～0	
		启动应急反应系统	5	4	3	2	1～0	
		检查大动脉搏动及呼吸情况	5	4	3	2	1～0	
		立即实施胸外心脏按压	5	4	3	2	1～0	
执行操作	55	除颤仪到位，开机，选择 P 导联，确认非同步	5	4	3	2	1～0	
		患者准备：去除金属及导电物质，床单位清洁、干燥；检查除颤区域有无植入性起搏器，局部皮肤是否清洁，有无破损及过多毛发	5	4	3	2	1～0	
		正确、均匀涂抹导电膏	5	4	3	2	1～0	
		选择合适能量（单相波 360J，双相波 200J）	5	4	3	2	1～0	
		充电	5	4	3	2	1～0	

续表

项目	项目分值	操作要求	评分等级及分值					扣分
			A	B	C	D	E	
执行操作	55	电极板位置安放正确（分别置于胸骨右缘第2肋间和心尖区）	5	4	3	2	1～0	
		清场，再次判断有无除颤指征（识别除颤心律）	5	4	3	2	1～0	
		有除颤指征：电极板与皮肤紧密接触，压力适当（施加10kg的压力）	5	4	3	2	1～0	
		再次清场	5	4	3	2	1～0	
		放电（双手同时按压"放电"按钮，完成电击）	5	4	3	2	1～0	
		放电后继续予以CPR，5个循环后再次评估患者	5	4	3	2	1～0	
操作后处置	10	抢救成功，妥善安置患者，检查、清洁皮肤	5	4	3	2	1～0	
		规范处理用物、垃圾，洗手，记录	5	4	3	2	1～0	
质量评价	5	操作熟练、规范，抢救迅速，关心患者，沟通良好	5	4	3	2	1～0	
总分	100							

第 4 节　洗胃护理技术

一、目　的

1. 解毒，清除胃内容物，避免毒物被进一步吸收。

2. 减轻胃黏膜水肿症状。

3. 为手术或某些检查做准备。

二、评估内容

1. 评估患者的病情、意识状态、生命体征、配合程度等。

2. 评估患者中毒的时间、种类、性质、途径、剂量。

3. 评估患者的既往史。

4. 评估患者口鼻腔情况，有无活动性义齿。

5. 评估患者有无洗胃的禁忌证。

（1）强酸强碱或其他对消化道有明显腐蚀作用的毒物中毒。

（2）有严重心肺疾病、呼吸困难的患者。

（3）惊厥未控制者，强行插管可诱发惊厥。

（4）既往有食管静脉曲张、消化道溃疡、食管或贲门狭窄或梗阻、主动脉弓瘤、近期有胃大部手术的患者。

三、操作前准备

1. 仪表准备

（1）衣帽整洁，符合操作要求。

（2）仪表大方，举止端庄。

（3）必要时做好防护准备，如准备面屏等。

2. 环境准备

（1）环境整洁、安静、舒适、安全。

（2）环境光线明亮、温度适宜。

3. 用物准备

根据不同的洗胃方法做好用物准备。

（1）口服催吐法　①治疗盘：（内含）治疗碗、纱布、压舌板、水温计、标本容器。②洗胃清洁桶、洗胃医用垃圾桶、一次性护理垫。③洗胃液：一般情况下，对于毒物不明的，可用清水或生理盐水，水温在 35 ～ 37℃，液量预先准备 10000 ～ 20000ml。

（2）洗胃机洗胃法　①电动洗胃机。②治疗盘：（内含）洗胃管、灌注器、牙垫、无菌手套、听诊器、治疗碗、纱布、石蜡棉球、压舌板 / 张口器、血管钳、水温计、布胶、标本容器。③洗胃清洁桶、洗胃医用垃圾桶、一次性护理垫。④洗胃液：一般情况下，对于毒物不明的，可用清水或生理盐水，水温在 35 ～ 37℃，液量预先准备 10000 ～ 20000ml。对于毒物明确的，按照医嘱，根据毒物性质准备洗胃液。

四、操作流程

1. 口服催吐洗胃技术操作流程

口服催吐洗胃技术操作流程（见图 10-4-1）：将治疗车推至患者床边→核对患者身份信息→向患者做好解释→评估患者中毒的时间、途径，毒物的种类、性质、量，是否呕吐；患者生命体征、意识状态、瞳孔、心理状态及配合程度；口腔黏膜情况及气味；有无禁忌证，了解既往史等→妥善安置患者：取坐位，取下活动性义齿，胸前放置护理垫→将洗胃清洁桶、洗胃医用垃圾桶放置于患者身旁或床边→用压舌板催吐（用压舌板压住舌根，刺激引起呕吐）→留取呕吐物标本→指导患者饮用洗胃液→用压舌板催吐→反复循环饮用及实施催吐操作→直至洗胃液澄清、无色无味→妥善安置患者→做好催吐后健康教育→规范处理用物→规范洗手，记录。

2. 洗胃机洗胃技术操作流程

洗胃机洗胃技术操作流程（见图 10-4-2）：将治疗车推至患者床边→核对患者身份信息→向患者及家属做好解释→清醒患者取左侧半卧位，昏迷患者取去枕平卧位且头偏一侧，不配合的小儿可以取左侧头低位→取下活动性义齿→头部下面及胸前妥善放置护理垫→将洗胃机、洗胃清洁桶、洗胃医用垃圾桶放置于患者床边→打开洗胃机电源→连接洗胃机各管路→正确放置管路与洗胃清洁桶、洗胃医用垃圾桶→机器试运行，排气后暂停备用→选择合适的胃管→按规范经口放置胃管→戴无菌手套→用石蜡油润滑胃管→嘱患者张口咬住牙垫→留置胃管（胃管长度：前额发际至剑突，成人 55～60cm）→确定是否在胃内（3 种方法）→固定胃管→回抽胃液，留取呕吐物标本→连接洗胃机管路→洗胃→观察洗胃过程中患者情况→洗至澄清、无色无味后停止→必要时导泻→拔管→整理安置患者→做好催吐后健康宣教→规范处理用物，对仪器进行终末消毒→规范洗手，记录。

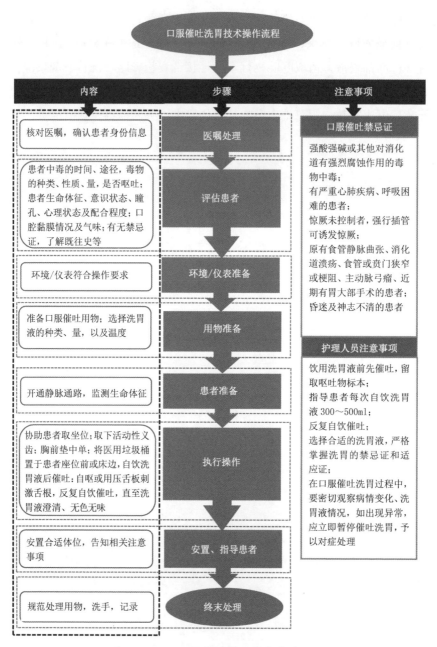

图 10-4-1　口服催吐洗胃技术操作流程

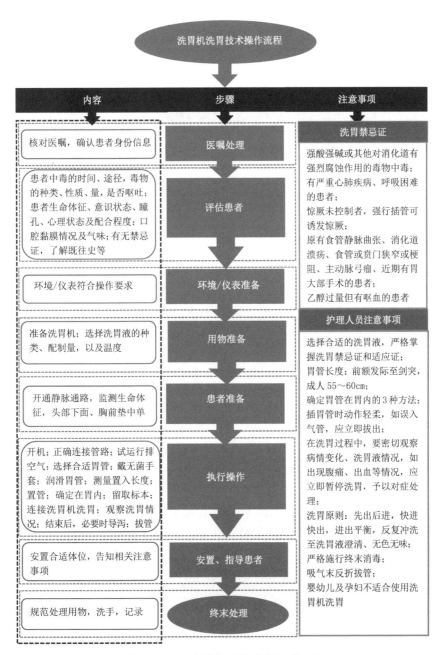

图 10-4-2　洗胃机洗胃技术操作流程

五、常见操作并发症及处理

洗胃技术常见操作并发症及处理见表10-4-1。

表10-4-1　洗胃技术常见操作并发症及处理

序号	名称	常见原因	预防及处理措施
1	急性胃扩张	（1）食物残渣堵塞洗胃管孔； （2）反复洗胃造成大量溶液潴留在胃内，进液量明显大于出液量； （3）洗胃过程中大量空气被吸入胃内，造成急性胃扩张	（1）暂停洗胃； （2）调整胃管：上下移动或旋转胃管，检查引流是否通畅； （3）关掉电动控制，选择手动冲洗，反复几次，直至液体流出通畅； （4）医生评估胃内情况，遵医嘱是否继续洗胃； （5）一旦发生急性胃扩张，遵医嘱处理
2	上消化道出血	（1）插胃管导致损伤； （2）毒物刺激使胃黏膜充血、水肿、糜烂； （3）剧烈呕吐，造成食管黏膜撕裂； （4）洗胃机的抽吸造成胃黏膜破损和脱落，引起胃出血	（1）密切观察患者生命体征及病情变化； （2）观察胃管通畅程度； （3）一旦发生出血，暂停洗胃，立即汇报医生，遵医嘱处理
3	胃穿孔	（1）患者有洗胃禁忌证仍洗胃； （2）急性胃扩张后继续灌入液体，导致胃壁过度膨胀而破裂	（1）密切观察患者生命体征及病情变化，暂停洗胃； （2）在洗胃过程中，观察患者有无腹痛、肠鸣音情况； （3）一旦发生胃穿孔，停止洗胃，汇报医生，遵医嘱处理
4	窒息	（1）清醒患者因胃管或洗胃液的刺激引起呕吐反射，昏迷患者因误吸而窒息； （2）毒物对咽喉部的刺激损伤造成喉头水肿，导致呼吸道阻塞，造成呼吸困难而缺氧； （3）胃管的位置判断错误，洗胃液误入气管引起窒息	（1）评估患者的意识状态、配合程度，观察患者有无气道梗阻、发绀等表现； （2）一旦发生窒息，停止洗胃，汇报医生，遵医嘱处理

序号	名称	常见原因	预防及处理措施
5	水中毒	（1）急性胃扩张后洗胃液进入肠内吸收，超过肾脏排泄能力，血液稀释，渗透压下降，从而引起水中毒； （2）洗胃导致失钠，水分过多进入体内，发生水中毒； （3）洗胃时间过长，增加水的吸收量	（1）密切监测患者生命体征及意识状态； （2）调整胃管：上下移动或旋转胃管，检查引流是否通畅； （3）手动抽吸，排出胃内液体及气体； （4）对于长时间洗胃者，关注电解质变化，如有低钠情况，遵医嘱处理； （5）一旦发生水中毒，停止洗胃，汇报医生，予以对症处理，必要时行气管插管

六、评分标准

口服催吐洗胃技术操作评分标准见表 10-4-2，洗胃机洗胃技术操作评分标准见表 10-4-3。

表 10-4-2 口服催吐洗胃技术操作评分标准

项目	项目分值	操作要求	评分等级及分值					扣分
			A	B	C	D	E	
仪表	5	工作衣、帽、口罩穿戴整齐，符合规范	5	4	3	2	1～0	
操作前准备	10	评估患者中毒的时间、途径，毒物的种类、性质、量；是否呕吐；患者生命体征、意识状态、瞳孔、心理状态及配合程度；口、鼻黏膜及气味；有无禁忌证；了解既往史等	5	4	3	2	1～0	
		用物准备齐全，在有效期内；洗胃液的种类、量、温度正确	5	4	3	2	1～0	

续表

项目	项目分值	操作要求	评分等级及分值					扣分
			A	B	C	D	E	
执行操作	75	核对医嘱	5	4	3	2	1～0	
		核对患者身份信息，做好解释，取得配合	5	4	3	2	1～0	
		患者取合适体位：坐位	5	4	3	2	1～0	
		胸前垫中单，取下活动性义齿	5	4	3	2	1～0	
		医用垃圾桶置于患者座位前或床边	5	4	3	2	1～0	
		用压舌板压住舌根先催吐，留取呕吐物标本	5	4	3	2	1～0	
		自饮洗胃液，每次 300～500ml	5	4	3	2	1～0	
		用压舌板压住舌根催吐	5	4	3	2	1～0	
		反复自饮，行催吐操作	5	4	3	2	1～0	
		在催吐过程中观察患者的意识状态、病情，洗胃液的量、颜色、性质，注意出入量平衡	5	4	3	2	1～0	
		催吐至洗胃液澄清、无味，催吐结束	5	4	3	2	1～0	
		协助患者取合适体位，整理床单位	5	4	3	2	1～0	
		监测患者生命体征，交代催吐后相关注意事项	5	4	3	2	1～0	
		规范处理用物	5	4	3	2	1～0	
		记录洗胃液名称、量，洗出液的颜色、气味、性质、量，以及患者生命体征	5	4	3	2	1～0	
操作后评估	5	有无损伤胃黏膜，患者胃内毒物清除情况，中毒症状有无缓解	5	4	3	2	1～0	
质量评价	5	态度认真，沟通良好，操作熟练、规范	5	4	3	2	1～0	
总分	100							

表 10-4-3　洗胃机洗胃技术操作评分标准

项目	项目分值	操作要求	评分等级及分值					扣分
			A	B	C	D	E	
仪表	5	工作衣、帽、口罩穿戴整齐，符合规范	5	4	3	2	1～0	
操作前准备	10	评估患者中毒的时间、途径，毒物的种类、性质、量；是否呕吐；患者生命体征、意识状态、瞳孔、心理状态及配合程度；口、鼻黏膜及气味；有无禁忌证；了解既往史等	5	4	3	2	1～0	
		用物准备齐全；洗胃液的种类、量、温度正确	5	4	3	2	1～0	
执行操作	75	确认有效医嘱，正确核对床号、姓名；做好解释，取得配合	5	4	3	2	1～0	
		洗胃机连接电源，打开机器电源总开关，通电检查电源是否正常	5	4	3	2	1～0	
		将进液口、接胃口、排液口分别连接相应液管，进液口液管放入洗胃液容器中，排液口液管放入废液容器中；开机试运行，排气后暂停备用	5	4	3	2	1～0	
		患者取合适体位：清醒者取左侧卧位；昏迷者去枕平卧，头偏一侧，头下、胸前垫中单；做好保暖	5	4	3	2	1～0	
		戴手套，清洁鼻腔（对于从口腔插管者，需检查并取下活动性义齿，放入牙垫）	5	4	3	2	1～0	
		检查胃管是否通畅，测量插管长度（成人为 55～60cm），即从前额发际至剑突或鼻尖到耳垂＋耳垂到剑突的距离，做好标识；用石蜡油润滑胃管前端，润滑后插入刻度的 1/3	5	4	3	2	1～0	

续表

项目	项目分值	操作要求	评分等级及分值					扣分
			A	B	C	D	E	
执行操作	75	插入胃管：自鼻腔或口腔插管，插管至咽部（插入 14～15cm）时，清醒患者嘱头略低并做吞咽动作，昏迷患者予抬起头部，使下颌贴近胸骨，随后缓慢插入胃管	5	4	3	2	1～0	
		确定胃管是否在胃内（常用 3 种方法）；将胃内容物标本送检；固定胃管	5	4	3	2	1～0	
		正确连接导管，打开机器开始洗胃	5	4	3	2	1～0	
		在洗胃过程中观察患者的意识状态、病情，洗胃液的量、颜色、性质，注意出入量平衡	5	4	3	2	1～0	
		洗胃结束，必要时遵医嘱使用导泻药	5	4	3	2	1～0	
		拔出胃管：缓慢、轻柔地反折拔管，拔管至咽部时，在患者吸气末快速拔出（需要反复洗胃者保留胃管）	5	4	3	2	1～0	
		整理安置患者：协助清洁，取合适体位；整理床单位，监测患者生命体征，交代洗胃后相关注意事项	5	4	3	2	1～0	
		规范处理用物；对洗胃机进行终末消毒，补充洗胃用物以备用	5	4	3	2	1～0	
		记录：洗胃液的名称、量，以及洗出液的颜色、气味、性质、量；患者生命体征	5	4	3	2	1～0	
操作后评估	5	有无损伤胃黏膜，患者胃内毒物清除情况，中毒症状有无缓解	5	4	3	2	1～0	
质量评价	5	态度端正，沟通良好，操作熟练、规范	5	4	3	2	1～0	
总分	100							

专科篇

第11章 危重症监测技术

第1节 中心静脉压（CVP）监测技术

一、目　的

监测患者的容量指标及右心功能。

二、评估内容

1. 评估患者的病情、意识状态、配合程度。

2. 评估患者中心静脉置管的刻度、通畅程度，穿刺点有无异常，导管固定是否妥当。

三、操作前准备

1. 仪表准备

（1）衣帽整洁，符合操作要求。

（2）仪表大方，举止端庄。

2. 环境准备

（1）环境整洁、安静、舒适、安全。

（2）室温适宜，关闭门窗，用床帘或屏风遮挡患者。

3. 用物准备

生理盐水（100ml）、压力传感器、测压导线、心电监护仪。

四、操作流程

中心静脉压监测技术操作流程（见图11-1-1）：核对患者身份信息→做好解释→评估患者生命体征、深静脉导管是否通畅（必要时吸痰，暂停肠内营养）→协助患者取平卧位→连接测压导线、压力传感器→关闭输液通路→冲管→将压力传感器放置在平患者腋中线第 4 肋间水平处→关闭传感器通患者端，使传感器与大气相通后归零→调零成功后关闭大气端，确保传感器与深静脉导管相通→观察屏幕波形，待波形、数值稳定后读数→用生理盐水冲管→打开输液通路→协助患者取合适体位→分离测压导线→整理床单位→规范处理用物→规范洗手，记录。

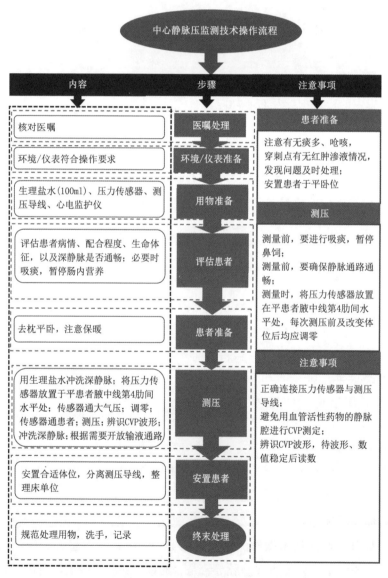

图 11-1-1　中心静脉压监测技术操作流程

五、常见操作并发症及处理

中心静脉压监测技术常见操作并发症及处理见表 11-1-1。

表 11-1-1 中心静脉压监测技术常见操作并发症及处理

序号	名称	常见原因	预防及处理措施
1	空气栓塞	（1）测压管路排气不彻底； （2）管道连接装置有漏气或衔接不紧密	（1）测压装置连接紧密，避免有气泡； （2）若发生空气栓塞，立即将患者置于左侧卧位和头低足高位，有条件者可通过中心静脉导管抽出空气； （3）给予高流量氧气吸入； （4）严密观察患者病情变化，发现异常及时处理
2	感染	（1）无菌操作不严格； （2）导管留置时间过长； （3）未按要求更换敷贴及连接测压装置	（1）用物准备充分； （2）严格遵守无菌技术操作规程； （3）操作前检查各物品在有效期内； （4）若发生感染，遵医嘱处理，及时更换导管

六、评分标准

中心静脉压监测技术操作评分标准见表 11-1-2。

表 11-1-2 中心静脉压监测技术操作评分标准

项目	项目分值	操作要求	评分等级及分值					扣分
			A	B	C	D	E	
仪表	5	工作衣、帽、口罩穿戴整齐，符合规范	5	4	3	2	1～0	
操作前准备	20	评估环境	5	4	3	2	1～0	
		备齐用物，连接测压导线	5	4	3	2	1～0	
		评估患者病情、生命体征	5	4	3	2	1～0	
		评估患者深静脉导管是否通畅；必要时吸痰，暂停肠内营养	5	4	3	2	1～0	

续表

项目	项目分值	操作要求	评分等级及分值					扣分
			A	B	C	D	E	
执行操作	55	核对医嘱	5	4	3	2	1～0	
		核对患者身份信息	5	4	3	2	1～0	
		做好解释	5	4	3	2	1～0	
		协助患者取平卧位	5	4	3	2	1～0	
		连接测压导线、压力传感器	5	4	3	2	1～0	
		将压力传感器放置在平患者腋中线第4肋间水平处	5	4	3	2	1～0	
		用生理盐水冲洗深静脉通路，确保管路通畅	5	4	3	2	1～0	
		调零方法正确	5	4	3	2	1～0	
		测压方法正确	5	4	3	2	1～0	
		观察 CVP 波形，待波形、数值稳定后读数	5	4	3	2	1～0	
		读数后再次用生理盐水冲管，确保管路通畅	5	4	3	2	1～0	
操作后处置	15	妥善安置患者，整理床单位	5	4	3	2	1～0	
		规范洗手，记录 CVP 值	5	4	3	2	1～0	
		发现异常 CVP 及时汇报，遵医嘱处理并复测、评估	5	4	3	2	1～0	
质量评价	5	关心患者，沟通良好，操作熟练、规范	5	4	3	2	1～0	
总分	100							

第 2 节　气管导管气囊压力监测技术

一、目　的

1. 防止误吸，减少呼吸机相关性肺炎的发生。

2. 防止气管导管移位。

3. 减少气道黏膜损伤。

4. 保持声门以下的气道封闭，从而保障通气的有效性。

二、评估内容

1. 评估患者病情、意识状态及配合程度。

2. 评估患者气管导管是否在位及其深度。

3. 观察患者喉部发出的声音有无异常，如鼾声等。

4. 观察机械通气患者气道峰值、潮气量，以及呼吸机容量－时间曲线波形等。

三、操作前准备

1. 仪表准备

（1）衣帽整洁，符合操作要求。

（2）仪表大方，举止端庄。

2. 环境准备

（1）环境整洁、安静、舒适、安全。

（2）病房内减少人员走动。

3. 用物准备

免洗手消毒液、气囊测压表、听诊器、一次性吸痰管、负压吸引器。

四、操作流程

气管导管气囊压力监测技术操作流程（见图 11-2-1）：将治疗车推至患者床边→核对患者身份信息→评估患者气管导管是否在位及其深度；观察患者喉部发出的声音有无异常；观察机械通气患者气道峰值、潮气量，以及呼吸机容量－时间曲线波形等→评估双肺呼吸音，测压前行声门下吸引、口腔分泌物吸引

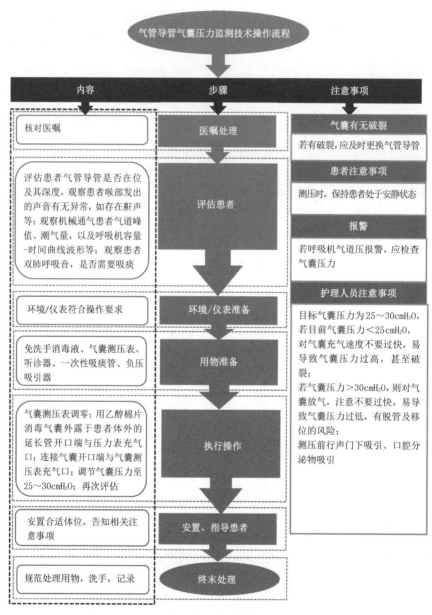

图 11-2-1 气管导管气囊压力监测技术操作流程

→做好解释→规范洗手，戴手套→将气囊测压表调零→先将气囊外露于患者体外延长管开口端用乙醇棉片消毒，再将压力表充气口用乙醇棉片消毒，待干→连接气囊开口端与气囊测压表充气口→观察气囊测压表表盘刻度→将刻度调整至25～30cmH2O（婴幼儿及老年人视情况而定）→断开气囊开口端及气囊测压表充气口连接→再次评估→听诊器听诊双肺呼吸音是否对称，是否需要吸痰→妥善安置患者→做好机械通气配合指导及置管期间的健康宣教→规范处理用物，对仪器进行终末消毒→规范洗手，记录。

五、常见操作并发症及处理

气管导管气囊压力监测技术常见操作并发症及处理见表 11-2-1。

表 11-2-1　气管导管气囊压力监测技术常见操作并发症及处理

序号	名称	常见原因	预防及处理措施
1	呼吸机相关性肺炎	（1）气囊压力过低； （2）气囊破裂； （3）评估不当； （4）未及时清除口腔气道内分泌物	（1）维持气囊压力在 25～30cmH2O； （2）至少每 4～6h 重新测量一次气囊压力； （3）若气囊破裂，汇报医生，及时更换气管导管； （4）漏气试验、气囊压力监测前彻底清除口腔及气道内分泌物，包括声门下吸引； （5）更换合适型号的气管导管； （6）一旦发生呼吸机相关性肺炎，遵医嘱处理
2	气道黏膜损伤	（1）气囊压力过高； （2）气管导管有移位； （3）气管导管留置时间过长	（1）维持气囊压力在 25～30cmH2O； （2）消除气管导管移位的因素，必要时遵医嘱合理予以镇静镇痛； （3）在吸痰过程中，有效固定气管导管；根据患者情况及早拔管，或更换气囊位置 （4）一旦发生气道黏膜损伤，遵医嘱处理
3	导管移位	（1）气囊压力过低； （2）气囊破裂； （3）操作不当	（1）维持气囊压力在 25～30cmH2O； （2）至少每 4～6h 重新测量一次气囊压力； （3）及时更换气管导管； （4）及时对气囊放气，将气管导管调整至准确位置后再对气囊充气至正常水平； （5）及时更换合适型号的气管导管 （6）一旦发生导管移位，遵医嘱处理

六、评分标准

气管导管气囊压力监测技术操作评分标准见表 11-2-2。

表 11-2-2 气管导管气囊压力监测技术操作评分标准

项目	项目分值	操作要求	评分等级及分值					扣分
			A	B	C	D	E	
仪表	5	工作衣、帽、口罩穿戴整齐，符合规范	5	4	3	2	1～0	
操作前准备	35	环境清洁，修剪指甲，规范洗手，戴口罩	5	4	3	2	1～0	
		备齐用物，放置合理；检查一次性用物质量	5	4	3	2	1～0	
		检查气囊测压表性能	5	4	3	2	1～0	
		核对医嘱，以及患者身份信息；评估患者气管导管是否在位及其深度	5	4	3	2	1～0	
		观察患者喉部发出的声音有无异常，如存在鼾声等	5	4	3	2	1～0	
		观察机械通气患者气道峰值、潮气量，以及呼吸机容量－时间曲线波形等	5	4	3	2	1～0	
		评估患者双肺呼吸音，测压前行声门下吸引、口腔分泌物吸引	5	4	3	2	1～0	
执行操作	50	检查气囊测压表刻度是否调零	5	4	3	2	1～0	
		用乙醇棉片消毒气囊外露于患者体外的延长管开口端与压力表充气口	5	4	3	2	1～0	
		正确连接气囊测压表及气囊开口端	5	4	3	2	1～0	
		先查看目前气囊压力	5	4	3	2	1～0	
		调节气囊压力至 25～30cmH$_2$O	5	4	3	2	1～0	
		是否以正常气囊压力为目标进行充气或放气	5	4	3	2	1～0	
		充气或放气速度适宜	5	4	3	2	1～0	
		固定气管导管	5	4	3	2	1～0	

项目	项目分值	操作要求	评分等级及分值					扣分
			A	B	C	D	E	
执行操作	50	断开气囊测压表及气囊开口端，做好终末处理	5	4	3	2	1～0	
		安置合适体位	5	4	3	2	1～0	
操作后处置	5	向患者做好解释，规范洗手，记录	5	4	3	2	1～0	
质量评价	5	态度端正，沟通良好，操作熟练、规范	5	4	3	2	1～0	
总分	100							

第3节 脉搏指示连续心排血量（PiCCO）监测技术

一、目 的

1. 连续监测心排血量、外周阻力、心搏量变化，并用单次温度稀释法测量心排血量、胸内血容量和血管外肺水等容量指标。

2. 通过获得的数据分析患者容量状态，为临床容量管理提供依据。

二、评估内容

1. 评估患者的病情、意识状态及配合程度。

2. 评估患者的导管通畅程度及固定情况。

三、操作前准备

1. 仪表准备

（1）衣帽整洁，符合操作要求。

（2）仪表大方，举止端庄。

2. 环境准备

（1）环境整洁、安静、舒适、安全。

（2）保持适宜的室温。

3. 用物准备

治疗车（免洗手消毒液、利器盒、医用垃圾桶）、治疗盘（8℃以下生理盐水 50ml、20ml 注射器、无菌手套、乙醇棉片、无菌纱布、一次性方巾、胶布）。

四、操作流程

PiCCO 监测技术操作流程（见图 11-3-1）：将治疗车推至患者床边→核对患者身份信息→做好解释→评估患者病情、意识状态、配合程度→评估动、静脉导管通畅程度及固定情况→协助患者取平卧位（病情允许情况下）→更换深静脉处一次性方巾→戴无菌手套→取下注射液温度探头固定仓，打开两侧接口，分别用乙醇棉片消毒→连接注射液温度探头固定仓→调零（换能器平腋中线第 4 肋水平高度），定标→抽取 15ml 生理盐水（8℃以下），配合医生匀速推注（5s 以内）

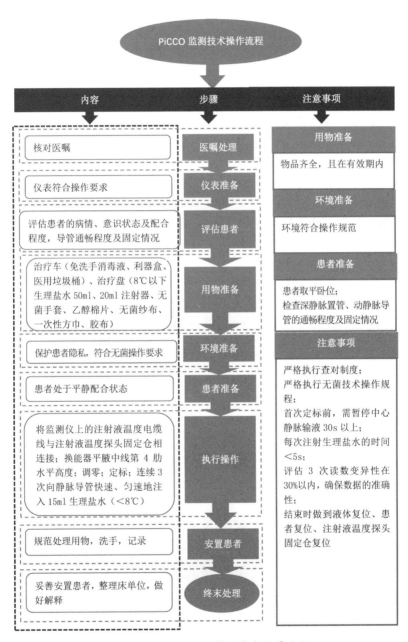

图 11-3-1　PiCCO 监测技术操作流程

→获取数据后，重复以上操作，注射生理盐水 2 次→测定后做好液体复位、患者复位、注射液温度探头固定仓复位（用无菌纱布包裹）→脱去手套→协助患者取舒适体位→整理床单位→规范处理用物→规范洗手，记录。

五、常见操作并发症及处理

PiCCO 监测技术常见操作并发症及处理见表 11-3-1。

表 11-3-1　PiCCO 监测技术常见操作并发症及处理

序号	名称	常见原因	预防及处理措施
1	心律失常	8℃以下的生理盐水对患者血流动力学产生影响	（1）严密观察患者生命体征变化； （2）床边准备急救药物
2	感染	（1）穿刺局部渗血、渗液； （2）无菌操作不严格	（1）保持患者穿刺部位清洁、干燥，发现渗血、渗液及时更换敷料； （2）严格执行无菌技术操作规程
3	空气栓塞	（1）推注生理盐水过程中注射器内空气未排尽； （2）导管夹未及时夹闭	（1）注射器规范排气； （2）推注后及时夹闭导管夹； （3）若发生空气栓塞，应按空气栓塞流程及时处理

六、评分标准

PiCCO 监测技术操作评分标准见表 11-3-2。

表 11-3-2　PiCCO 监测技术操作评分标准

项目	项目分值	操作要求	评分等级及分值					扣分
			A	B	C	D	E	
仪表	5	工作衣、帽、口罩穿戴整齐，符合规范	5	4	3	2	1～0	
操作前准备	25	环境清洁，修剪指甲，规范洗手，戴口罩	5	4	3	2	1～0	
		核对医嘱，评估患者动、静脉导管	5	4	3	2	1～0	
		清洁治疗台、治疗车，规范洗手	5	4	3	2	1～0	

续表

项目	项目分值	操作要求	评分等级及分值					扣分
			A	B	C	D	E	
操作前准备	25	用物准备齐全，放置合理，检查一次性用物质量及有效期	5	4	3	2	1～0	
		准备生理盐水（8℃以下）	5	4	3	2	1～0	
执行操作	45	核对患者身份信息，做好解释	5	4	3	2	1～0	
		评估患者的病情、意识状态及配合程度；评估患者深静脉置管、动脉导管的通畅程度及固定情况	5	4	3	2	1～0	
		更换深静脉处一次性方巾，戴无菌手套	5	4	3	2	1～0	
		规范消毒衔接口	5	4	3	2	1～0	
		正确调零、定标	5	4	3	2	1～0	
		第一次推注15ml生理盐水方法正确，时间＜5s	5	4	3	2	1～0	
		第二次推注15ml生理盐水方法正确，时间＜5s	5	4	3	2	1～0	
		第三次推注15ml生理盐水方法正确，时间＜5s	5	4	3	2	1～0	
		规范做好液体、患者、注射液温度探头固定仓的复位	5	4	3	2	1～0	
操作后处置	15	协助患者取舒适体位，整理床单位	5	4	3	2	1～0	
		规范处理用物	5	4	3	2	1～0	
		规范洗手，记录	5	4	3	2	1～0	
质量评价	10	根据患者情况，严密监测病情变化	5	4	3	2	1～0	
		关心患者，沟通良好，操作熟练、规范	5	4	3	2	1～0	
总分	100							

第4节 颅内压监测技术

一、目 的

1. 通过持续性颅内压监测，提供实时颅内压变化情况，为临床诊疗提供可靠依据。

2. 颅内压监测为手术时机的选择提供依据。

3. 必要时可行脑脊液引流减压。

二、评估内容

1. 评估患者的病情、生命体征、体位、配合程度等。

2. 评估患者头部伤口敷料是否清洁、干燥，颅内压探头是否在位及是否妥善固定。

3. 评估患者有无腹胀、疼痛、体温高、躁动等导致颅内压增高的因素。

4. 对于行脑脊液引流的患者，评估脑脊液引流是否通畅。

三、操作前准备

1. 仪表准备

（1）衣帽整洁，符合操作要求。

（2）仪表大方，举止端庄。

2. 环境准备

（1）环境整洁、安静、舒适、安全。

（2）环境光线明亮、温度适宜。

3. 用物准备

颅内压监测仪、无菌纱布、颅内压探头。

四、操作流程

颅内压监测技术操作流程（见图11-4-1）：核对医嘱→携用物至患者床边→核对患者身份信息→对于清醒患者，做好解释→评估患者意识状态、瞳孔、生命体征等→协助患者取舒适体位，并保持头部处于正中位→确认患者处于平静配合状态→确认颅内压探头在位，且妥善固定→颅内压监测仪完好→无菌原则下连接颅内压探头→机器开机自检，校零→待波形稳定后读取颅内压数值→观察降颅内压效果→规范洗手，记录。

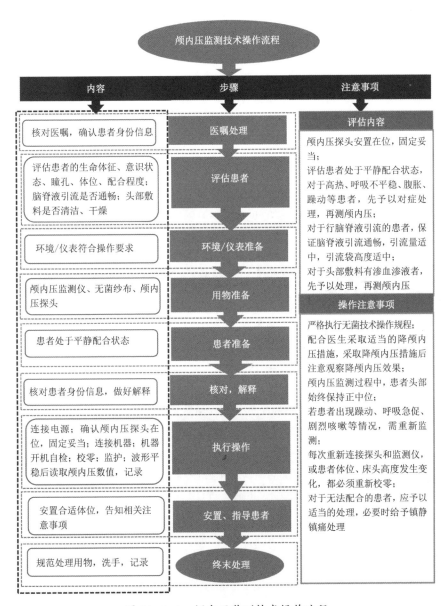

图 11-4-1 颅内压监测技术操作流程

五、常见操作并发症及处理

颅内压监测技术常见操作并发症及处理见表 11-4-1。

表 11-4-1　颅内压监测技术常见操作并发症及处理

序号	名称	常见原因	预防及处理措施
1	颅内感染	（1）无菌操作不当； （2）脑脊液逆流	（1）严格执行无菌技术操作规程，妥善固定颅内压探头，保证脑脊液引流通畅，并定期更换引流袋； （2）搬运患者、更换引流袋、拔管前先夹闭引流管，以防脑脊液逆流导致感染； （3）一旦发生颅内感染，遵医嘱处理

六、评分标准

颅内压监测技术操作评分标准见表 11-4-2。

表 11-4-2　颅内压监测技术操作评分标准

项目	项目分值	操作要求	评分等级及分值					扣分
			A	B	C	D	E	
仪表	5	工作衣、帽、口罩穿戴整齐，符合规范	5	4	3	2	1～0	
操作前准备	25	用物准备齐全，且在有效期内	5	4	3	2	1～0	
		评估患者的体位、生命体征、瞳孔、意识状态、配合程度，颅内压探头是否在位、固定妥当，颅内压监测仪处于完好、备用状态	5	4	3	2	1～0	
		评估脑脊液引流是否通畅，引流管是否固定妥当，无受压、扭曲、折叠等情况	5	4	3	2	1～0	
		评估患者是否有导致颅内压增高的干扰因素，如体温高、疼痛、腹胀、躁动等	5	4	3	2	1～0	

项目	项目分值	操作要求	评分等级及分值					扣分
			A	B	C	D	E	
操作前准备	25	评估患者是否处于平静配合状态，监测生命体征，并开通静脉通路	5	4	3	2	1～0	
执行操作	60	确认有效医嘱，核对患者身份信息，对于清醒患者，做好解释，取得其配合	5	4	3	2	1～0	
		协助患者取合适体位，保持头部处于正中位，确认患者处于平静配合状态	5	4	3	2	1～0	
		确认颅内压探头在位，固定妥当	5	4	3	2	1～0	
		颅内压监测仪清洁，连接电源	5	4	3	2	1～0	
		无菌原则下连接颅内压探头	5	4	3	2	1～0	
		机器开机，自检，校零，监护	5	4	3	2	1～0	
		待波形平稳后，准确读取颅内压数值	5	4	3	2	1～0	
		分析并记录颅内压数值	5	4	3	2	1～0	
		对于颅内压增高的患者，排除导致颅内压增高的干扰因素，查看患者意识状态、瞳孔、生命体征并记录，汇报医生	5	4	3	2	1～0	
		配合医生进行降颅内压处理，正确使用药物	5	4	3	2	1～0	
		对于颅内压增高的患者，遵医嘱处理后密切关注降颅内压效果	5	4	3	2	1～0	
		整理床单位，协助患者取合适体位，测量生命体征	5	4	3	2	1～0	
操作后评估	5	评估颅内压探头是否固定妥当，颅内压监测仪是否放置在合适位置，管路有无牵拉、扭曲、折叠等情况	5	4	3	2	1～0	
质量评价	5	态度端正，沟通良好，操作熟练、规范	5	4	3	2	1～0	
总分	100							

第5节 膀胱内压监测技术

一、目 的
通过监测膀胱内压间接监测腹腔内压力。

二、评估内容
1. 评估患者的病情、意识状态、配合程度，以及体位。
2. 评估患者的导尿管或膀胱造瘘管情况。
3. 评估是否存在影响膀胱内压测量的干扰因素，如患者烦躁、机械通气等。

三、操作前准备
1. 仪表准备
（1）衣帽整洁，符合操作要求。
（2）仪表大方，举止端庄。
2. 环境准备
（1）环境整洁、安静、舒适、安全。
（2）病室内减少人员走动。
3. 用物准备
引流袋、一次性延长管、一次性无菌注射器、三通管、生理盐水、免洗手消毒液、测量尺（或测压模块、压力传感器及相关数据线）。

四、操作流程
1. 测压尺读数法膀胱内压监测技术操作流程
测压尺读数法膀胱内压监测技术操作流程（见图11-5-1）：携用物至患者床边→核对患者身份信息→向患者解释操作的目的及相关注意事项→评估导尿管通畅情况→协助患者取舒适平卧位→用隔帘遮挡患者→排空膀胱→轻压患者腹部，无尿液排出→将导尿管通过三通管与测压管连接→夹闭导尿管远端→用20ml注射器注入常温无菌生理盐水10～20ml→取下注射器→垂直固定测压管→以耻骨联合水平为零点，观察水柱高度，待水柱平稳后，在患者呼气末用测量

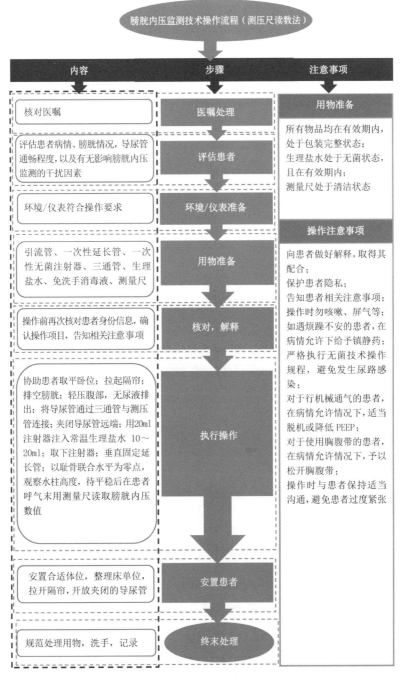

图 11-5-1　测压尺读数法膀胱内压监测技术操作流程

尺读取膀胱内压数值→整理床单位，协助患者取合适体位→开放导尿管→规范处理用物→规范洗手，记录。

2. 压力传感器显示法膀胱内压监测技术操作流程

压力传感器显示法膀胱内压监测技术操作流程（见图11-5-2）：携用物至患者床边→核对患者身份信息→向患者解释操作的目的及相关注意事项→协助患者取舒适平卧位→用隔帘遮挡患者→排空膀胱→轻压患者腹部，无尿液排出→将导尿管一端连接压力传感器，另一端连接测压模块→夹闭导尿管远端→用20ml注射器注入常温无菌生理盐水10～20ml→将传感器放置在耻骨联合水平高度，校零后测量→待波形稳定后读数→整理床单位，协助患者取合适体位→开放导尿管→规范处理用物→规范洗手，记录。

五、常见操作并发症及处理

膀胱内压监测技术常见操作并发症及处理见表11-5-1。

表11-5-1 膀胱内压监测技术常见操作并发症及处理

序号	名称	常见原因	预防及处理措施
1	尿路感染	无菌操作不严格	（1）严格执行无菌技术操作规程； （2）规范洗手； （3）一旦发生尿路感染，遵医嘱处理
2	膀胱痉挛	（1）生理盐水注射速度过快； （2）注射的生理盐水温度过低； （3）患者过度紧张	（1）生理盐水注射时，应匀速缓慢注入； （2）注入的生理盐水温度应在37～40℃； （3）操作前充分告知患者相关操作流程； （4）操作时嘱患者放松，可缓慢深呼吸； （5）一旦发生膀胱痉挛，遵医嘱处理

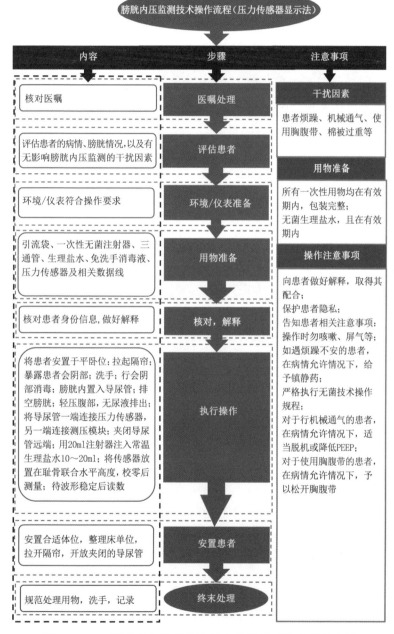

图 11-5-2　压力传感器显示法膀胱内压监测技术操作流程

六、评分标准

膀胱内压监测技术操作评分标准见表 11-5-2。

表 11-5-2 膀胱内压监测技术操作评分标准

项目	项目分值	操作要求	评分等级及分值					扣分
			A	B	C	D	E	
仪表	5	工作衣、帽、口罩穿戴整齐，符合规范	5	4	3	2	1～0	
操作前准备	30	环境舒适、安静，适合操作	5	4	3	2	1～0	
		核对患者身份信息，确认操作项目	5	4	3	2	1～0	
		评估患者意识状态及配合程度	5	4	3	2	1～0	
		正确评估患者膀胱情况	5	4	3	2	1～0	
		评估影响膀胱内压监测的干扰因素	5	4	3	2	1～0	
		"三查八对"，按医嘱备好所需物品	5	4	3	2	1～0	
执行操作	45	检查一次性用物的有效期，包装完整	5	4	3	2	1～0	
		生理盐水保持无菌状态，免洗手消毒液在有效期内	5	4	3	2	1～0	
		协助患者取舒适平卧位，用隔帘遮挡，保护患者隐私	5	4	3	2	1～0	
		充分暴露操作部分，严格执行无菌技术操作规程	5	4	3	2	1～0	
		注入生理盐水时应告知患者放松，避免咳嗽、屏气等	5	4	3	2	1～0	
		匀速注入 37～40℃生理盐水 10ml	5	4	3	2	1～0	
		测压尺读数法：测量时，应保持测压管与患者呈垂直状态，直尺的零点在耻骨联合处；压力传感器显示法：将传感器放置在耻骨联合水平高度，校零后测量	5	4	3	2	1～0	
		在呼气末读数，读数时视线与液平面平行	5	4	3	2	1～0	

续表

项目	项目分值	操作要求	评分等级及分值					扣分
			A	B	C	D	E	
执行操作	45	操作时应避免或减少影响膀胱内压监测的干扰因素	5	4	3	2	1～0	
操作后处置	15	操作结束后，及时协助患者取合适体位，整理床单位，拉开隔帘	5	4	3	2	1～0	
		及时打开夹闭的导尿管；尿袋悬挂在床档边，避免底部接触地面	5	4	3	2	1～0	
		规范处理用物，洗手，记录	5	4	3	2	1～0	
质量评价	5	态度端正，沟通良好，操作熟练、规范	5	4	3	2	1～0	
总分	100							

第12章 管路维护技术

第1节 导管固定技术

一、目 的
保持各类导管清洁、通畅，固定牢固，防止逆流，减少非计划拔管的发生。

二、评估内容
1. 评估患者的病情、意识状态、配合程度。
2. 评估患者置管周围皮肤有无发红、肿胀、破损等情况。
3. 评估患者敷料有无渗血、渗液，引流液的量、颜色、性质等。

三、操作前准备
1. 仪表准备

（1）洗手，戴口罩，衣帽整洁，符合操作要求。

（2）仪表大方，举止端庄。

2. 环境准备

环境整洁、安静、舒适、安全。

3. 用物准备

治疗车、治疗盘、弹性柔棉宽胶带（按导管类型剪裁）、管道标识、记号笔、剪刀、免洗手消毒液、（必要时准备）碘伏棉签、无菌透明敷贴、纱布。

四、操作流程
1. 鼻胃管固定技术操作流程

鼻胃管固定技术操作流程（见图12-1-1）：核对医嘱→回治疗室清洁治疗车、

治疗盘→规范洗手→用物准备（弹性柔棉宽胶带：按导管类型将宽胶带裁剪成 3cm×6cm、2cm×6cm 人字形胶带；低危管道标识；黑色记号笔；纱布）→注明固定日期→洗手→将治疗车推至患者床边→核对患者身份信息→做好解释→评估患者的病情、意识状态、配合程度，以及置管周围皮肤有无发红、肿胀、破损等情况，敷料有无渗血、渗液，引流液的量、颜色、性质等→清洁鼻尖、双侧鼻翼及同侧脸颊皮肤→取 3cm×6cm 人字形胶带，将胶带从中间部分撕开，先撕除上方离型纸→将胶带按鼻胃管置管方向粘贴于鼻翼位置，再撕除下方离型纸，由下方缠绕鼻胃管自上而下固定→撕除下方另一侧离型纸，同法缠绕鼻胃管进行固定→取 2m×6cm 胶带，用高举平台法粘贴于患者面颊部→洗手→低危管道标识用记号笔注明导管名称、置管时间、置管长度，并签名→将标识粘贴于鼻胃管 100cm 或距末端 10cm 处，必要时用别针在患者肩部加强固定→妥善安置患者→做好置管期间指导和健康教育→规范处理用物→规范洗手。

2. 导尿管固定技术操作流程

导尿管固定技术操作流程（见图 12-1-2）：核对医嘱→回治疗室清洁治疗车、治疗盘→规范洗手→用物准备（弹性柔棉宽胶带：按导管类型将宽胶带裁剪成 7.5cm×6cm 工字形胶带；低危管道标识；黑色记号笔）→胶带用记号笔注明固定日期→洗手→将治疗车推至患者床边→核对患者身份信息→做好解释→评估患者病情、意识状态、配合程度，以及导管置管周围皮肤情况→取 7.5cm×6cm 工字形胶带，将胶带从中间部分撕开，撕除一侧离型纸→将一侧撕除离型纸的胶带粘贴于大腿内侧，中间部分用高举平台法固定于导尿管末端→将另一侧胶带离型纸撕除，重叠粘贴于大腿内侧→洗手→低危管道标识用记号笔注明导管名称、置管时间，并签名→将标识粘贴于导尿管气囊侧→妥善安置患者→做好置管期间指导和健康教育→规范处理用物→规范洗手。

3. ARROW 引流管固定技术操作流程

ARROW 引流管固定技术操作流程（见图 12-1-3）：核对医嘱→回治疗室清洁治疗车、治疗盘→规范洗手→用物准备（弹性柔棉宽胶带：按导管类型将宽胶带裁剪成 7.5cm×10cm 山字形胶带；碘伏棉签；无菌透明敷贴；中、高危管道标识；黑色记号笔）→胶带用记号笔注明固定日期→查对一次性用物质量→洗手→将治疗车推至患者床边→核对患者身份信息→做好解释→评估患者的病情、意识状态、配合程度，以及置管周围皮肤有无发红、肿胀、破损等情况，敷料有无渗血、渗液，引流液的量、颜色、性质等→穿刺部位皮肤用碘伏棉签消毒，待干→以穿刺点为中心，无张力粘贴透明敷贴→取7.5cm×10cm山字形胶带，将胶带从中间部分撕开，先撕除上方离型纸→将胶带粘贴于透明敷贴边缘，覆盖并塑形引流管外露部分→依次撕除左、右下方离型纸，无张力交叉粘贴于引流管下方→撕除下方中间部分离型纸，自上而下缠绕引流管外露部分→洗手→中、高危管道标识用记号笔注明导管名称、置管时间、外露长度，并签名→将标识粘贴于引流管尾端（若为双腔引流管，则粘贴于未使用的引流管尾端）→妥善安置患者→做好置管期间指导和健康教育→规范处理用物→规范洗手。

4. 腹部引流管固定技术操作流程

腹部引流管固定技术操作流程（见图12-1-4）：核对医嘱→回治疗室清洁治疗车、治疗盘→洗手→用物准备（弹性柔棉宽胶带：按导管类型将宽胶带裁剪成7.5cm×10cm工字形胶带；中危管道标识；黑色记号笔）→胶带用记号笔注明固定日期→洗手→将治疗车推至患者床边→核对患者身份信息→做好解释→评估患者的病情、意识状态、配合程度，以及置管周围皮肤有无发红、肿胀、破损等情况，敷料有无渗血、渗液，引流液的量、颜色、性质等→取7.5cm×10cm工字形胶带，将胶带从中间部分撕开，撕除一侧离型纸→将一侧撕除离型纸的胶带粘贴于距腹部引流管口10～20cm处，中间部分用高举平台法固定→撕除另一侧胶带离型纸，重叠粘贴于相应位置→洗手→中危管道标识用记号笔注明导管名称、置管时间，并签名→将标识粘贴于引流管与引流袋连接处的上方5～10cm处（预留出更换引流袋时的消毒距离）→妥善安置患者→做好置管期间指导和健康教育→规范处理用物→规范洗手。

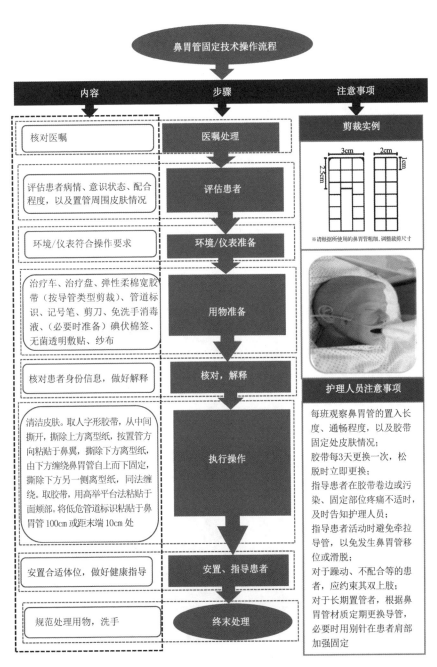

鼻胃管固定技术操作流程

内容	步骤	注意事项
核对医嘱	医嘱处理	**剪裁实例**
评估患者病情、意识状态、配合程度，以及置管周围皮肤情况	评估患者	3cm　2cm 2.5cm　1cm ※请根据所使用的鼻胃管粗细，调整裁剪尺寸
环境/仪表符合操作要求	环境/仪表准备	
治疗车、治疗盘、弹性柔棉宽胶带（按导管类型剪裁）、管道标识、记号笔、剪刀、免洗手消毒液、（必要时准备）碘伏棉签、无菌透明敷贴、纱布	用物准备	
核对患者身份信息，做好解释	核对，解释	**护理人员注意事项**
清洁皮肤。取人字形胶带，从中间撕开，撕除上方离型纸，按置管方向粘贴于鼻翼，撕除下方离型纸，由下方缠绕鼻胃管自上而下固定，撕除下方另一侧离型纸，同法缠绕。取胶带，用高举平台法粘贴于面颊部。将低危管道标识粘贴于鼻胃管100cm或距末端10cm处	执行操作	每班观察鼻胃管的置入长度、通畅程度，以及胶带固定处皮肤情况； 胶带每3天更换一次，松脱时立即更换； 指导患者在胶带卷边或污染、固定部位疼痛不适时，及时告知护理人员； 指导患者活动时避免牵拉导管，以免发生鼻胃管移位或滑脱； 对于躁动、不配合等的患者，应约束其双上肢； 对于长期置管者，根据鼻胃管材质定期更换导管，必要时用别针在患者肩部加强固定
安置合适体位，做好健康指导	安置、指导患者	
规范处理用物，洗手	终末处理	

图 12-1-1　鼻胃管固定技术操作流程

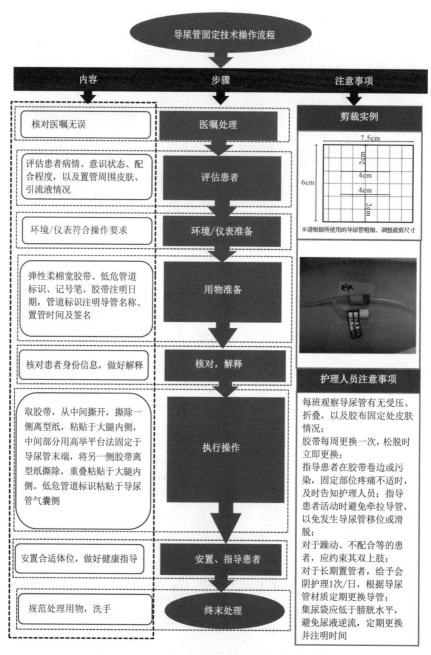

图 12-1-2　导尿管固定技术操作流程

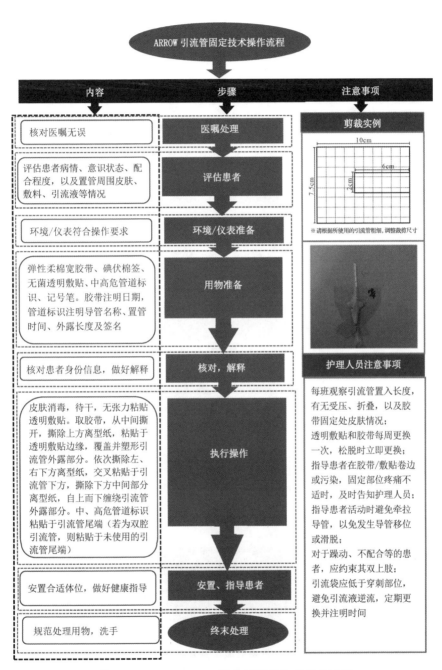

图 12-1-3　ARROW 引流管固定技术操作流程

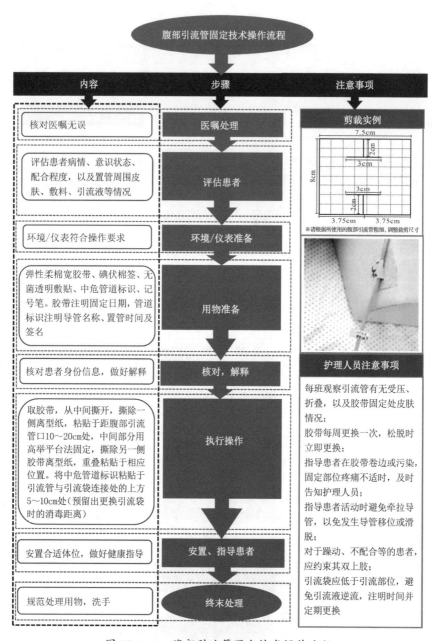

图 12-1-4　腹部引流管固定技术操作流程

五、常见操作并发症及处理

导管固定技术常见操作并发症及处理见表 12-1-1。

表 12-1-1　导管固定技术常见操作并发症及处理

序号	名称	常见原因	预防及处理措施
1	过敏反应	（1）个人体质对固定胶带或敷贴过敏； （2）操作前后对患者皮肤评估不全面	（1）操作前评估患者体质、胶带过敏史、固定部位皮肤情况； （2）发生过敏反应，立即汇报医生，遵医嘱处理
2	皮肤损伤	（1）患者皮肤敏感； （2）操作者撕除胶带用力不当	（1）撕除胶带时，采用无张力手法，动作应慢、轻柔； （2）注意保护皮肤损伤处创面，遵医嘱处理
3	疼痛	固定胶带或敷贴牵拉皮肤	（1）固定胶带或敷贴采用无张力手法粘贴，动作轻柔； （2）合理调整导管与固定胶带或敷贴的距离，不宜过短或过长
4	导管移位或滑脱	（1）患者烦躁、不配合； （2）导管固定胶带或敷贴卷边或松脱； （3）操作时导管牵拉过度	（1）对于烦躁者，给予充分镇静，必要时予以约束； （2）加强评估，及时更换固定胶带或敷贴，妥善固定，避免导管因牵拉发生移位或滑脱； （3）一旦发生导管移位或滑脱，立即汇报医生，遵医嘱处理，必要时进行抢救

六、评分标准

导管固定技术操作评分标准见表 12-1-2。

表 12-1-2 导管固定技术操作评分标准

项目	项目分值	操作要求	评分等级及分值					扣分
			A	B	C	D	E	
仪表	5	工作衣、帽、口罩穿戴整齐，符合规范	5	4	3	2	1～0	
操作前准备	25	环境整洁，修剪指甲，规范洗手，戴口罩	5	4	3	2	1～0	
		备齐用物，且放置合理	5	4	3	2	1～0	
		检查一次性用物质量	5	4	3	2	1～0	
		固定材料选择正确，裁剪符合要求	5	4	3	2	1～0	
		管道标识选择正确，书写符合要求	5	4	3	2	1～0	
执行操作	50	核对医嘱，评估患者	5	4	3	2	1～0	
		清洁治疗车、治疗盘，规范洗手	5	4	3	2	1～0	
		核对患者身份信息，做好解释	5	4	3	2	1～0	
		固定胶带撕除离型纸方法正确	5	4	3	2	1～0	
		固定胶带无张力粘贴，无皮肤牵拉	5	4	3	2	1～0	
		固定胶带粘贴部位正确	5	4	3	2	1～0	
		固定胶带注明固定日期	5	4	3	2	1～0	
		管道标识粘贴部位符合要求	5	4	3	2	1～0	
		固定胶带和管道标识用记号笔书写	5	4	3	2	1～0	
		管道引流通畅，无折叠、受压	5	4	3	2	1～0	
操作后处置	15	妥善安置患者	5	4	3	2	1～0	
		做好置管期间指导和健康教育	5	4	3	2	1～0	
		规范处理用物，洗手	5	4	3	2	1～0	
质量评价	5	关心患者，保护患者隐私，操作熟练、规范	5	4	3	2	1～0	
总分	100							

第 2 节 外周中心静脉导管（PICC）/中心静脉导管（CVC）维护技术

一、目 的

1. 确保 PICC/CVC 有效留置，以提供静脉给药的通道。

2. 观察患者穿刺部位和周围皮肤情况。

3. 防止导管堵塞和发生感染。

二、评估内容

1. 评估患者的病情、意识状态、配合程度及过敏史。

2. 评估患者局部皮肤情况。

三、操作前准备

1. 仪表准备

（1）衣帽整洁，符合操作要求。

（2）仪表大方，举止端庄。

2. 环境准备

（1）环境整洁、安静、舒适、安全。

（2）病室内减少人员走动。

3. 用物准备

治疗盘（葡萄糖酸氯己定棉签、乙醇棉签、乙醇棉片、透明敷贴、正压接头、胶布、棉签、无菌手套、污物罐）、无菌盘（生理盐水冲管液、稀肝素封管液）、治疗巾、免洗手消毒液。

四、操作流程

PICC/CVC 维护技术操作流程（见图 12-2-1）：将治疗车推至患者床边→核对患者身份信息，做好解释→协助患者取合适体位→在患者手臂（导管）下垫治疗巾→顺导管穿刺方向 180°或 0°撕除敷贴，观察穿刺点有无红肿、渗液，导管置入深度是否与记录相符→规范洗手→用乙醇棉签由内向外螺旋式消毒皮肤 3 遍（顺时针→逆时针→顺时针），范围直径大于使用的敷料大小（如穿刺点有血

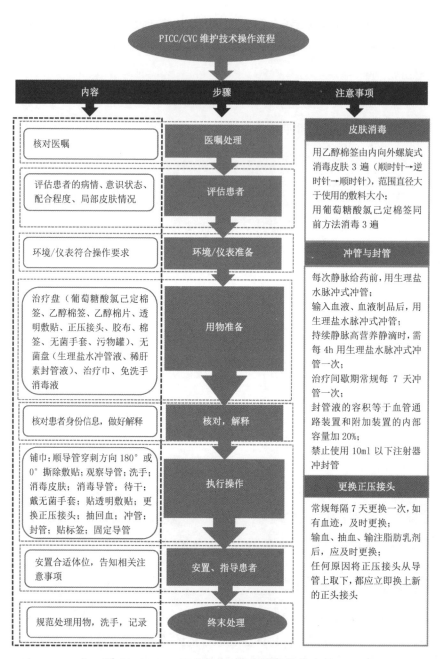

图 12-2-1 PICC/CVC 维护技术操作流程

迹，用生理盐水清洁后再消毒）→用 2% 葡萄糖酸氯己定棉签同前方法消毒 3 遍
→消毒导管正反面，待干→检查透明敷贴，撕开备用准备胶布→戴无菌手套→贴
透明敷贴→检查正压接头，生理盐水注射器接正压接头，排气→去除旧正压接头
→用乙醇棉片包裹导管接口用力旋转持续 10 ~ 15s →接新正压接头→抽回血，
用生理盐水脉冲式冲洗导管→肝素稀释液正压封管→脱手套→在标签上记录更换
时间并签名→将标签贴在敷贴边缘固定导管→告知患者注意事项→规范处理用物
→规范洗手，记录。

五、常见操作并发症及处理

PICC/CVC 维护技术常见操作并发症及处理见表 12-2-1。

表 12-2-1　PICC/CVC 维护技术常见操作并发症及处理

序号	名称	常见原因	预防及处理措施
1	黏胶相关性损伤	（1）敷贴撕除不正确：速度太快、角度太大、反复撕除敷贴； （2）皮肤消毒后待干不充分； （3）敷贴粘贴不正确：粘贴时张力过大（使用扯、拉、拽的方式粘贴）、粘贴的皮肤表面过湿	（1）严格执行无菌技术操作规程； （2）顺导管穿刺方向 180° 或 0° 撕除敷贴； （3）消毒后充分待干，再粘贴敷贴； （4）粘贴敷贴时使用无张力法； （5）如发生表皮撕脱，遵医嘱处理
2	导管滑脱	（1）在更换敷贴操作中，撕除敷贴后，导管体外端无保护； （2）维护过程中未对患者做好风险宣教	（1）操作前协助患者取合适体位； （2）操作中对导管加强保护，防止牵拉； （3）对患者做好风险宣教，取得其配合
3	导管堵塞	（1）使用药物存在配伍禁忌，药物之间不相容； （2）未正压封管至血液返流； （3）脂肪乳剂沉淀引起管腔阻塞； （4）导管头端贴到静脉壁； （5）患者体位不当致导管打折	（1）注意药物间配伍禁忌； （2）采用正确的封管技术； （3）输注静脉高营养液应定时冲管； （4）确认导管头端位置正确； （5）检查导管是否打折，患者体位是否恰当

六、评分标准

PICC/CVC 维护技术操作评分标准见表 12-2-2。

表 12-2-2　PICC/CVC 维护技术操作评分标准

项目	项目分值	操作要求	评分等级及分值					扣分
			A	B	C	D	E	
仪表	5	工作衣、帽、口罩穿戴整齐，符合规范	5	4	3	2	1～0	
操作前准备	10	环境清洁，修剪指甲，规范洗手，戴口罩	5	4	3	2	1～0	
		药物和用物准备齐全，检查质量及有效期	5	4	3	2	1～0	
执行操作	70	核对患者身份信息，评估患者病情、意识状态，询问过敏史	5	4	3	2	1～0	
		操作前评估患者导管局部情况，观察穿刺点有无红肿及外渗，导管置入深度与记录是否相符	5	4	3	2	1～0	
		顺导管穿刺方向 180° 或 0° 撕除敷贴，洗手	5	4	3	2	1～0	
		用乙醇棉签 3 遍，葡萄糖酸氯己定棉签消毒 3 遍（顺时针→逆时针→顺时针）	5	4	3	2	1～0	
		消毒范围：直径大于使用敷贴大小，充分待干	5	4	3	2	1～0	
		准备透明敷贴及正压接头，排气备用	5	4	3	2	1～0	
		洗手，戴无菌手套	5	4	3	2	1～0	
		透明敷贴粘贴正确（捏、抚、按三步骤）	5	4	3	2	1～0	
		确认夹闭导管后，去除旧正压接头	5	4	3	2	1～0	
		用乙醇棉片包裹导管接口，用力旋转 10～15s	5	4	3	2	1～0	
		连接正压接头，检查回血	5	4	3	2	1～0	
		用生理盐水脉冲式冲管	5	4	3	2	1～0	

项目	项目分值	操作要求	评分等级及分值					扣分
			A	B	C	D	E	
执行操作	70	用稀肝素封管液正压封管	5	4	3	2	1～0	
		记录更换时间并签名，固定导管	5	4	3	2	1～0	
操作后处置	10	整理床单位，妥善安置患者，交代相关注意事项	5	4	3	2	1～0	
		规范处理用物，洗手，记录	5	4	3	2	1～0	
质量评价	5	态度端正，沟通良好，操作熟练、规范	5	4	3	2	1～0	
总分	100							

第13章 体外心肺功能支持技术

第1节 体外膜肺氧合（ECMO）上机护理配合技术

一、目 的

将患者体内的静脉血引出体外，经过特殊材质的人工心肺旁路氧合后注入患者动脉或静脉系统，起到部分心肺替代作用，维持脏器组织氧合血供。

二、评估内容

1. 评估患者的病情、意识状态、配合程度。

2. 评估 ECMO 预置管部位有无血肿，皮肤清洁度、有无破溃，有无其他类型动静脉置管。

三、操作前准备

1. 仪表准备

（1）衣帽整洁，符合操作要求。

（2）仪表大方，举止端庄。

2. 环境准备

（1）环境整洁、安静、舒适、安全。

（2）室温适宜，室内光源亮度充分；关闭门窗，用窗帘或屏风遮挡患者。

3. 用物准备

（1）ECMO 相关耗材　ECMO 套包、17 ～ 19Fr 灌注管、19 ～ 23Fr 引血管。

（2）ECMO 相关仪器　ECMO 车、ECMO 离心泵、空氧混合器、变温水箱、血氧饱和度监测仪、ACT 监测仪、手摇驱动泵。

（3）经皮动静脉穿刺建立 ECMO 血管通路　①穿刺用品：穿刺针、6 ～ 8F

动脉外鞘套针（2 根）、260cm 及 150cm 硬导丝、血管缝合器、血管扩张器（含 12F、14F、16F、18F 扩张导管）。②手术器械：内科小手术包（1 套）。所需器械大致包括各类血管钳、艾利斯组织钳、线剪、组织剪、持针器、方巾钳、小拉钩、短镊、刀柄、弯盘、小量杯、吸引器头等。③其他用物：手术衣、手术铺巾、注射器（若干）、手术医用膜、无菌留置针敷贴、3-0 可吸收线（8 针线）、尖刀片、金属管道钳（6 把，其中 4 把无菌）、超声定位仪、超声探头无菌套、无影灯。④药品：林格液（500ml　3 瓶，预充用）、肝素稀释液（1000ml，肝素浓度 12.5 ～ 25U/ml）、肝素钠（1 支）、镇痛镇静剂（备用）、聚维酮碘溶液。

四、操作流程

1.ECMO 上机预充技术操作流程

ECMO 上机预充技术操作流程如下（见图 13-1-1）。

操作前准备：核对医嘱→核对患者身份信息，查看治疗同意书→规范洗手，自身准备→检查手术用物、耗材→检查各仪器性能→评估患者意识状态，对清醒患者做好解释→评估患者生命体征及凝血功能→协助患者取合适体位，评估预置管处皮肤情况→备皮→规范洗手。

上机预充：自身准备，洗手，戴口罩→戴无菌手套→规范铺无菌操作台→再次检查 ECMO 套包型号、有效期→打开 ECMO 套包→洗手，戴无菌手套→将 ECMO 套包内物品取出，置于无菌操作台面上→分类摆放各类物品→连接静脉引血管与离心泵头接口，扎带加固→连接 2 根预充管并夹闭→在 2 根预充管前、中、后各夹上管道钳→连接膜肺前后侧支→将安装好的套包固定在 ECMO 车的合适位置→开机，按夹闭键→取泵头近的预充管连接林格液→另一根预充管接废液袋→打开预充管夹，放松预充管前后的管道钳→先重力预充→确保泵头内无气泡→夹闭泵头后管路，将耦合剂均匀涂抹在泵头流量探头两侧→将离心泵头装入离心泵→将离心泵转速调至 2000r/min 以上→旋松氧合器前的肝素帽→转速调至零→再次调节离心泵转速至 1000r/min 以上→预充氧合器及管道→旋松膜肺后肝素帽→有水滴出后关紧→再次确认膜肺后肝素帽已旋紧→排除膜肺前后侧支气体→氧合器及管道充分排气（包括侧支）后，放松 2 根预充管之间的管道钳，进行自循环→确认无气泡后，卸除预充管→连接氧气管→连接水箱预热备用。

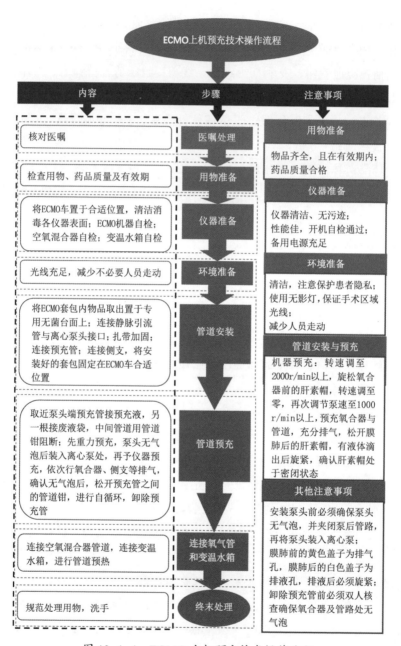

图 13-1-1　ECMO 上机预充技术操作流程

2.ECMO 上机护理配合技术操作流程

ECMO 上机护理配合技术操作流程（见图 13-1-2）：自身准备，戴口罩→外科规范洗手→正确穿手术衣→戴无菌手套→规范铺无菌操作台→器械分类合理→正确冲洗各类导管→协助医生置管→记录动、静脉置管刻度→将预充好的 ECMO 仪器移至患者床边→连接空氧混合器管道→确认动、静脉端均处于管道夹夹管中→配合医生规范连接 ECMO 置管与管路→确认管路连接紧密后，将离心泵转速调至 1500r/min→先打开引血端管道钳→再打开回血端管道钳→逐渐调节离心泵转速、气流量、氧浓度至医嘱范围→观察患者生命体征及 ECMO 流量→待流量稳定后按规范固定 ECMO 置管→置管口消毒后粘贴无菌手术医用膜→评估患者肢体血运及动脉搏动情况→清点器械、缝线及纱布→规范处理用物→规范洗手，记录。

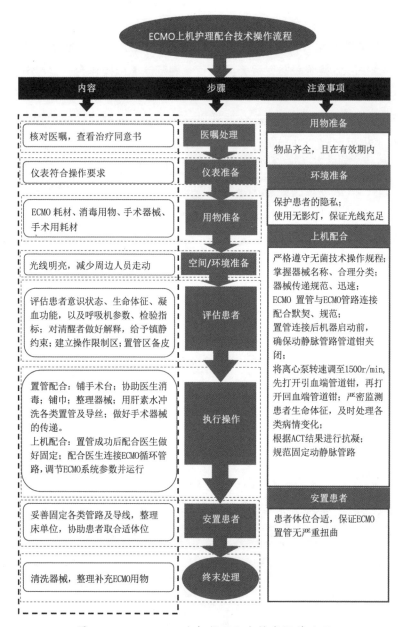

图 13-1-2　ECMO 上机护理配合技术操作流程

五、常见操作并发症及处理

ECMO 上机护理配合技术常见操作并发症及处理见表 13-1-1。

表 13-1-1　ECMO 上机护理配合技术常见操作并发症及处理

序号	名称	常见原因	预防及处理措施
1	大动脉破裂	ECMO 置管于大动脉或静脉位置不佳	（1）紧急输血； （2）血管外科修补破裂血管
2	出血	（1）患者凝血功能障碍； （2）插管或手术部位止血不彻底； （3）肝素抗凝； （4）长时间心肺转流导致凝血因子缺乏	（1）严密监测 ACT 和凝血功能； （2）严密止血； （3）补充凝血因子； （4）维持适宜的抗凝治疗
3	血栓与栓塞	（1）患者凝血功能障碍； （2）置管因素； （3）血小板活性物质释放； （4）凝血因子消耗	（1）合理抗凝； （2）严密监测 ACT 及凝血功能； （3）必要时建立侧支循环
4	感染	（1）无菌操作不规范； （2）管路维护不当； （3）患者自身免疫力低下	（1）严格执行无菌技术操作规程； （2）保持管路密闭，妥善固定； （3）处理局部出血； （4）做好消毒隔离； （5）遵医嘱合理使用抗生素

六、评分标准

ECMO 上机护理配合技术操作评分标准见表 13-1-2。

表 13-1-2　ECMO 上机护理配合技术操作评分标准

项目	项目分值	操作要求	评分等级及分值					扣分
			A	B	C	D	E	
仪表	5	工作衣、帽、口罩穿戴整齐，符合规范	5	4	3	2	1～0	
操作前准备	15	核对医嘱，查看知情同意书	5	4	3	2	1～0	
		仪器用物准备：耗材、手术器械齐全，且在有效期内；ECMO 等相关仪器自检通过并有备用电源	5	4	3	2	1～0	
		对患者进行镇静评分，对清醒者做好解释；评估患者生命体征，查看血管活性药物剂量；取平卧位，备皮	5	4	3	2	1～0	
执行操作（预充）	40	戴无菌手套，规范铺 ECMO 管路无菌操作台面	5	4	3	2	1～0	
		规范取出 ECMO 套包内物品，分类置于无菌操作台面上	5	4	3	2	1～0	
		连接静脉引血管与离心泵头接口，扎带加固	5	4	3	2	1～0	
		连接 2 根预充管并夹闭，并在 2 根预充管前、中、后各夹一把管道钳，连接膜肺前后侧支	5	4	3	2	1～0	
		将安装好的套包固定在 ECMO 车合适位置；取泵头近的预充管连接林格液，另一根接废液袋；打开预充管夹子，先重力预充	5	4	3	2	1～0	
		确认泵头无气泡，在泵头流量探头两侧均匀涂抹耦合剂后安装离心泵头，进行机器预充	5	4	3	2	1～0	
		充分排气（包括侧支）后，放松预充管之间的管道钳，进行自循环，确认无气泡后，卸除预充管	5	4	3	2	1～0	
		连接氧气管，连接水箱预热	5	4	3	2	1～0	

项目	项目分值	操作要求	评分等级及分值					扣分
			A	B	C	D	E	
执行操作（置管上机）	30	正确穿手术衣，规范铺手术台，器械分类合理	5	4	3	2	1～0	
		正确冲洗各类导管，置管过程中与医生密切配合	5	4	3	2	1～0	
		协助医生规范连接 ECMO 管路，先将离心泵转速调至 1500r/min，再打开引血端管道钳，最后打开回血端管道钳	5	4	3	2	1～0	
		遵医嘱规范调节 ECMO 血流量、气流量及氧浓度	5	4	3	2	1～0	
		ECMO 管路固定妥当，符合规范	5	4	3	2	1～0	
		评估患者肢体血运及动脉搏动情况	5	4	3	2	1～0	
操作后处置	5	用物处理规范、及时	5	4	3	2	1～0	
质量评价	5	操作熟练、流畅；遵循无菌技术操作规程，体现人文关怀	5	4	3	2	1～0	
总分	100							

第 2 节　体外膜肺氧合（ECMO）下机护理配合技术

一、目　的

帮助呼吸循环稳定的患者尽早下机，防止感染、溶血等并发症的发生。

二、评估内容

1. 评估患者的病情、意识状态、配合程度。

2. 评估患者 ECMO 参数、血管活性药物剂量、检验指标等。

3. 评估患者 ECMO 置管处有无渗血、血肿情况，下肢循环是否良好等。

4. 评估患者氧合器及管道处有无血栓形成。

三、操作前准备

1. 仪表准备

（1）衣帽整洁，符合操作要求。

（2）仪表大方，举止端庄。

2. 环境准备

（1）环境整洁、安静、舒适、安全。

（2）室内空间合适，光源亮度充分，温度适宜；关闭门窗，用床帘或屏风遮挡患者。

3. 用物准备

内小包（必要时准备血管切开包）、门敷包、手术铺巾、手术衣、无菌手套、无菌纱布、聚维酮碘溶液、肝素钠、针线、打结器、管道钳、弹力胶布、无影灯、（必要时备）电刀、备血。

四、操作流程

ECMO 下机护理配合技术操作流程（见图 13-2-1）：核对医嘱→规范洗手，自身准备→检查下机用物→评估患者的意识状态，对清醒患者做好解释，给予镇痛镇静→评估患者的生命体征、心肺功能、凝血功能→评估置管处有无出血、血肿、下肢肢体循环情况→评估 ECMO 参数及仪器运转情况→协助患者取合适体位

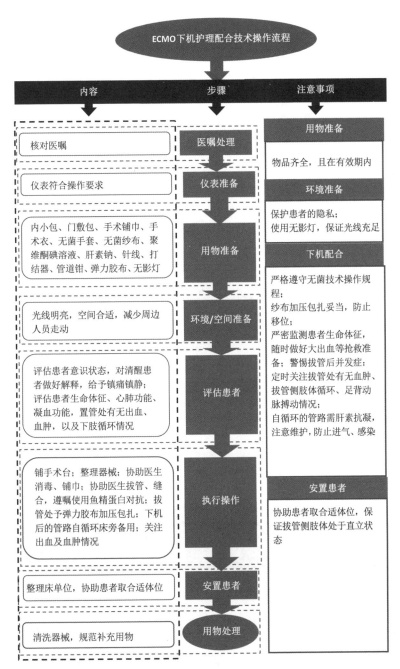

图 13-2-1 ECMO 下机护理配合技术操作流程

→规范洗手，自身准备，戴口罩→规范外科洗手→正确穿手术衣→戴无菌手套→规范铺无菌操作台→器械分类放置→协助医生消毒、铺巾→协助医生行ECMO管路阻断→外部管路短路自循环→遵医嘱注入肝素钠，床旁备用→协助医生进行动静脉置管拔管→拔管后遵医嘱静脉给予鱼精蛋白对抗→协助医生对置管处进行缝合、包扎→关注下肢动脉搏动及循环情况→严密观察生命体征→整理床单位→协助患者取舒适体位→清点器械、针线、纱布→规范洗手，记录。

五、常见操作并发症及处理

ECMO下机护理配合技术常见操作并发症及处理见表13-2-1。

表13-2-1　ECMO下机护理配合技术常见操作并发症及处理

序号	名称	常见原因	预防及处理措施
1	出血	（1）拔管过程中止血不当至渗血； （2）动静脉血管修复困难； （3）拔管后按压不当	（1）重新止血； （2）使用鱼精蛋白； （3）重新按压、加压包扎； （4）输血补充血容量及凝血因子； （5）紧急修补大血管

六、评分标准

ECMO下机护理配合技术操作评分标准见表13-2-2。

表13-2-2　ECMO下机护理配合技术操作评分标准

项目	项目分值	操作要求	评分等级及分值					扣分
			A	B	C	D	E	
仪表	5	工作衣、帽、口罩穿戴整齐，符合规范	5	4	3	2	1～0	
操作前准备	30	核对医嘱，做好用物、器械准备，质量符合要求	5	4	3	2	1～0	
		评估患者生命体征、心肺功能、凝血功能，置管处有无出血、血肿，以及下肢肢体循环情况	5	4	3	2	1～0	

续表

项目	项目分值	操作要求	评分等级及分值					扣分
			A	B	C	D	E	
操作前准备	30	对清醒患者做好解释，并给予镇痛镇静	5	4	3	2	1～0	
		评估 ECMO 运行参数、凝血时间	5	4	3	2	1～0	
		患者体位合适，适当约束肢体	5	4	3	2	1～0	
		确认已备血	5	4	3	2	1～0	
执行操作	50	正确穿戴手术衣，规范铺手术台	5	4	3	2	1～0	
		规范整理器械	5	4	3	2	1～0	
		协助医生对皮肤进行消毒	5	4	3	2	1～0	
		协助医生铺巾	5	4	3	2	1～0	
		协助医生规范阻断 ECMO 外部管路	5	4	3	2	1～0	
		外部管路短路自循环，遵医嘱注入肝素钠，床旁备用	5	4	3	2	1～0	
		协助医生进行动静脉置管拔管、缝合	5	4	3	2	1～0	
		密切观察患者生命体征，用药、补液速度符合要求	5	4	3	2	1～0	
		拔管完毕，拔管处加压包扎符合要求	5	4	3	2	1～0	
		取合适体位，观察患者生命体征，并评估肢体血运、动脉搏动情况	5	4	3	2	1～0	
操作后处置	10	规范处理用物，器械清洗符合要求	5	4	3	2	1～0	
		规范洗手，记录	5	4	3	2	1～0	
质量评价	5	操作熟练、规范，遵循无菌技术操作规程，体现人文关怀	5	4	3	2	1～0	
总分	100							

第3节　有创呼吸机护理技术

一、目　的

1. 维持代谢所需的肺泡通气，即肺通气。

2. 纠正低氧血症，改善氧运输，即肺换气。

3. 减轻呼吸肌做功。

二、评估内容

1. 评估患者的病情、意识状态、配合程度、心肺功能、生命体征、体重、营养、睡眠、心理等状况，以及血气分析报告、治疗情况。

2. 评估有创呼吸机性能。

3. 评估患者气管插管置管刻度、气囊压力、固定情况，以及呼吸道通畅情况。

三、操作前准备

1. 仪表准备

（1）衣帽整洁，符合操作要求。

（2）仪表大方，举止端庄。

2. 环境准备

（1）环境清洁、舒适、安全，监护力度强。

（2）病室内有中心供氧，氧源接头匹配。

3. 用物准备

呼吸机、呼吸机管路（若患者体重为3～15kg，应使用儿童患者管路）、模拟肺、医用手套、听诊器、灭菌蒸馏水。

四、操作流程

有创呼吸机护理技术操作流程（见图13-3-1）：评估患者的病情、意识状态、配合程度、心肺功能、生命体征、体重、营养、睡眠、心理等状况，以及血气分析报告、治疗情况→评估环境→连接呼吸机、湿化器电源→正确连接气源→安装与湿化器相匹配的湿化罐→连接呼吸机管路（如有加热导丝，按要求安装）→呼吸机管路安装在支架上→开机自检→接模拟肺,查看试机情况→湿化罐内注入蒸馏水,不超过水位线→开湿化器电源,调节有创湿化温度→医生设置呼吸机参数及报警范围→连接患者气管导管→听诊呼吸音,评估患者与呼吸机的同步性→遵医嘱抽取血气,根据血气分析结果调节参数→记录。

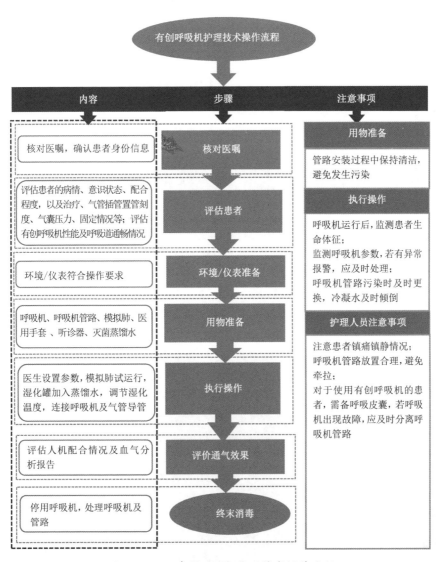

图 13-3-1　有创呼吸机护理技术操作流程

五、常见操作并发症及处理

有创呼吸机护理技术常见操作并发症及处理见表 13-3-1。

表 13-3-1　有创呼吸机护理技术常见操作并发症及处理

序号	名称	常见原因	预防及处理措施
1	呼吸机相关性肺炎	（1）人工气道的建立导致呼吸道的生理功能和防御功能降低；（2）患者自身抵抗力下降；（3）呼吸机管道被污染；（4）医务人员未严格遵守无菌技术操作规程；（5）呼吸机使用时间过长；（6）气囊管理不当；（7）误吸	（1）加强口腔护理：口腔护理每 6h 一次，污染严重者要增加次数，合理选择口腔护理液。（2）加强痰液引流：加强雾化吸入，按需吸痰。（3）严格遵守无菌技术操作规程，做好手卫生。（4）及时倾倒冷凝水，定时更换呼吸机管路。（5）对于有声门下吸引的气管插管者，做好声门下吸引。（6）定时监测气囊压力，气囊压力维持在 $25 \sim 30cmH_2O$。（7）防止误吸：①监测胃残留；②床头抬高 30° 以上；③规范使用镇静剂
2	气管食管瘘	（1）气囊压力过高；（2）气管导管留置时间过长或反复摩擦；（3）患者病情原因：营养不良、年老、低氧血症、贫血、肺部感染等	（1）每 $4 \sim 6h$ 监测一次气囊压力，保持在 $25 \sim 30cmH_2O$。（2）有效固定气管导管，对于躁动患者，遵医嘱使用镇静剂。（3）积极给予营养支持，治疗原发疾病，尽早脱机。（4）一旦发生气管食管瘘，遵医嘱及时处理
3	机械通气相关性肺损伤	主要是气压伤、容量伤、剪切力伤、生物伤，以及患者自身肺部情况	（1）允许性高碳酸血症：允许 $PaCO_2$ 有一定程度的升高（$45 \sim 55mmHg$），一般主张 $pH \geqslant 7.2$；（2）每班监测气道平台压：应小于 $30cmH_2O$；（3）选择最佳 PEEP，增加肺泡通气，减小剪切力；（4）俯卧位通气：增强氧合作用，提高部分血流动力学指数

六、评分标准

有创呼吸机护理技术操作评分标准见表 13-3-2。

表 13-3-2　有创呼吸机护理技术操作评分标准

项目	项目分值	操作要求	评分等级及分值					扣分
			A	B	C	D	E	
仪表	5	工作衣、帽、口罩穿戴整齐，符合规范	5	4	3	2	1～0	
操作前准备	20	评估患者的病情、心肺功能、生命体征、意识状态、体重、营养、睡眠、心理等状况，以及血气分析报告、治疗情况	5	4	3	2	1～0	
		环境清洁，修剪指甲，规范洗手，戴口罩	5	4	3	2	1～0	
		检查呼吸机管路有无过期，备齐用物，放置合理	5	4	3	2	1～0	
		检查呼吸机的各零件是否完好，喷雾管有无阻塞，呼出活塞瓣是否破裂、装错	5	4	3	2	1～0	
执行操作	65	连接呼吸机、湿化器电源	5	4	3	2	1～0	
		正确连接气源，确保气源压力在正常范围内（200～690kPa）	5	4	3	2	1～0	
		选择与湿化器相匹配的湿化罐	5	4	3	2	1～0	
		根据不同加热方式正确安装湿化罐	5	4	3	2	1～0	
		连接呼吸机管路（如有加热导丝，按要求安装）	5	4	3	2	1～0	
		呼吸机管路安装在支架上，开机自检	5	4	3	2	1～0	
		呼吸机连接模拟肺，查看试机情况	5	4	3	2	1～0	
		湿化罐内注入蒸馏水，水位合适	5	4	3	2	1～0	
		打开湿化器电源，调节有创湿化温度	5	4	3	2	1～0	
		协助医生设置呼吸机模式和参数，并设定报警范围	5	4	3	2	1～0	

续表

项目	项目分值	操作要求	评分等级及分值					扣分
			A	B	C	D	E	
执行操作	65	连接患者气管导管与呼吸机，妥善放置呼吸机管路	5	4	3	2	1～0	
		听诊呼吸音，评估患者与呼吸机的同步性	5	4	3	2	1～0	
		遵医嘱抽取血气，根据血气分析结果调节参数	5	4	3	2	1～0	
操作后处置	5	妥善安置患者，规范洗手，记录	5	4	3	2	1～0	
质量评价	5	态度端正，关爱患者，操作熟练、规范	5	4	3	2	1～0	
总分	100							

第4节　无创呼吸机护理技术

一、目　的

1. 改善肺通气、肺换气。

2. 减轻呼吸肌做功，促进患者康复。

3. 改善或纠正缺氧、CO_2 潴留和酸碱失衡状况。

二、评估内容

1. 评估患者的病情、意识状态、配合程度、心肺功能、生命体征、体重、营养、睡眠、心理等状况，以及血气分析报告、治疗情况。

2. 评估无创呼吸机性能。

3. 评估患者呼吸道通畅情况。

三、操作前准备

1. 仪表准备

（1）衣帽整洁，符合操作要求。

（2）仪表大方，举止端庄。

2. 环境准备

（1）环境清洁、舒适、安全，监护力度强。

（2）病室内有中心供氧，氧源接头匹配。

3. 患者准备

（1）向患者做好解释，无创呼吸机用于辅助患者呼吸，缓解呼吸困难。

（2）清洁颜面部皮肤，贴溃疡贴保护患者颜面部皮肤，防止无创通气时过度压迫导致器械相关性压力性损伤。

4. 用物准备

呼吸机、呼吸机管路、无创面罩／鼻罩、模拟肺、医用手套、听诊器、灭菌蒸馏水。

四、操作流程

无创呼吸机护理技术操作流程（见图 13-4-1）：核对医嘱，以及患者身份信息→评估患者的病情、意识状态、配合程度、心肺功能、生命体征、体重、营养、睡眠、心理等状况，以及血气分析报告、治疗情况→评估无创呼吸机性能→评估环境→连接呼吸机、湿化器电源→正确连接气源→安装与湿化器相匹配的湿化罐→连接呼吸机管路（如有加热导丝，按要求安装）→呼吸机管路安装在支架上→开机自检→连接模拟肺，查看试机情况→湿化罐内注入蒸馏水，水位合适→调节湿化温度→医生设置呼吸机参数及报警范围→对患者面部采取预防器械相关性压力性损伤的防护措施→妥善固定患者无创面罩或鼻罩→评估患者与无创呼吸机配合的同步性→遵医嘱抽取血气，根据血气分析结果调节参数→规范洗手，记录。

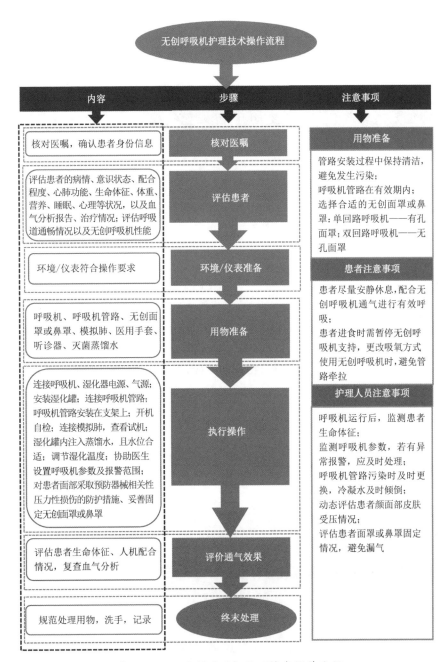

图 13-4-1　无创呼吸机护理技术操作流程

五、常见操作并发症及处理

无创呼吸机护理技术常见操作并发症及处理见表 13-4-1。

表 13-4-1　无创呼吸机护理技术常见操作并发症及处理

序号	名称	常见原因	预防及处理措施
1	漏气	（1）面罩或鼻罩型号选择不当； （2）面罩或鼻罩佩戴不正确； （3）患者配合欠佳	（1）选择合适的面罩或鼻罩； （2）使用预防器械相关性压力性损伤材料，确保密封性； （3）指导患者进行有效呼吸
2	严重胃肠胀气	（1）患者与无创呼吸机配合度差； （2）反复咽气	（1）指导患者进行有效呼吸； （2）必要时放置胃管进行胃肠减压； （3）发生严重胃肠胀气时，根据患者病情选择合适的氧疗方式； （4）一旦发生胃肠胀气，遵医嘱处理
3	器械相关性压力性损伤	（1）面罩材质、型号不合适； （2）佩戴过紧，长时间使用无创面罩或鼻罩； （3）患者配合欠佳，营养、皮肤状况差等	（1）选择合适型号的面罩或鼻罩； （2）指导患者有效配合； （3）调节合适的松紧度； （4）采取皮肤预防性保护措施； （5）根据病情定时解压； （6）遵医嘱改善患者营养状况； （7）一旦发生器械相关性压力性损伤，遵医嘱处理

六、评分标准

无创呼吸机护理技术操作评分标准见表 13-4-2。

表 13-4-2　无创呼吸机护理技术操作评分标准

项目	项目分值	操作要求	评分等级及分值					扣分
			A	B	C	D	E	
仪表	5	工作衣、帽、口罩穿戴整齐，符合规范	5	4	3	2	1～0	
操作前准备	20	评估患者的病情、配合程度、心肺功能、生命体征、意识、体重、营养、睡眠、心理等状况，以及血气分析报告、治疗情况、面部皮肤有无破损等	5	4	3	2	1～0	
		环境清洁，修剪指甲，规范洗手，戴口罩	5	4	3	2	1～0	
		检查呼吸机管路有无过期，备齐用物，放置合理	5	4	3	2	1～0	
		检查无创呼吸机各零件质量，保证性能完好	5	4	3	2	1～0	
执行操作	60	连接呼吸机、湿化器电源，连接气源	5	4	3	2	1～0	
		选择与湿化器相匹配的湿化罐，根据不同加热方式正确安装（湿化纸罐芯/加热导丝）	5	4	3	2	1～0	
		正确连接呼吸机管路：①湿化器与呼吸机出口连接，湿化器出口与管路连接；②呼吸管另一端与呼气阀、面罩连接，并与流量传感器连接	5	4	3	2	1～0	
		呼吸机管路安装在支架上	5	4	3	2	1～0	
		开机自检，连接模拟肺，查看试机情况	5	4	3	2	1～0	
		湿化罐内加蒸馏水，水位合适	5	4	3	2	1～0	
		打开湿化器电源开关，调节湿化温度	5	4	3	2	1～0	
		协助医生根据患者需要正确设置呼吸机模式和参数，并设定报警范围	5	4	3	2	1～0	
		对患者面部采取预防器械相关性压力性损伤的防护措施	5	4	3	2	1～0	

续表

项目	项目分值	操作要求	评分等级及分值					扣分
			A	B	C	D	E	
执行操作	60	妥善固定无创面罩或鼻罩,运行机器,无创面罩或鼻罩松紧适宜	5	4	3	2	1～0	
		评估患者与无创呼吸机配合的同步性,再次评估患者生命体征、血氧饱和度、血气分析、人机配合情况	5	4	3	2	1～0	
		遵医嘱抽取血气,根据血气分析结果调节参数	5	4	3	2	1～0	
操作后处置	10	妥善安置患者,交代相关注意事项	5	4	3	2	1～0	
		规范处理用物,洗手,记录	5	4	3	2	1～0	
质量评价	5	态度端正,关爱患者,操作熟练、规范	5	4	3	2	1～0	
总分	100							

第 14 章　气道管理技术

第 1 节　气管插管配合技术

一、目　的

1. 预防和解除呼吸道梗阻，保持呼吸道通畅。

2. 进行人工呼吸，增加肺泡通气量。

二、评估内容

1. 评估患者的病情、意识状态、配合程度，有无颈椎损伤，以及既往有无气管插管史。

2. 检查患者呼吸道有无梗阻和困难气道，评估插管的难易度。检查患者头颈活动度、张口情况，有无活动性义齿及松动牙齿；咽喉有无肿大、炎症、占位病变等；气管有无受压、变窄及移位等。

3. 观察患者生命体征、血氧饱和度、呼吸道通畅程度、双侧呼吸音及胸廓运动等。

4. 评估患者静脉通路通畅情况、负压吸引装置是否处于备用状态。

三、操作前准备

1. 仪表准备

（1）洗手，戴帽子、口罩、手套，根据暴露风险使用护目镜、面屏和隔离衣，符合操作要求。

（2）仪表大方，举止端庄。

2. 环境准备

（1）环境清洁、安全。

（2）病室内减少人员走动。

3. 用物准备

各型号气管导管、喉镜及喉镜片、插管导丝、石蜡油、简易呼吸球囊、吸引设备、一次性吸痰管、注射器、牙垫、固定带或固定器、胶布、气囊测压表、听诊器、呼气末二氧化碳监测工具、麻醉药物（备用）。

四、操作流程

气管插管配合技术操作流程（见图 14-1-1）：核查气管插管知情同意书→仪表、环境、用物准备符合操作要求→核对患者身份信息→评估患者的病情、意识状态、配合程度，有无颈椎损伤，以及既往有无气管插管史。检查患者呼吸道有无梗阻，评估插管的难易度。检查患者头颈活动度、张口情况，有无活动性义齿及松动牙齿；咽喉有无肿大、炎症、占位病变等；气管有无受压、变窄及移位等。监测患者生命体征、血氧饱和度，评估呼吸道通畅程度、双侧呼吸音及胸廓运动等。评估负压吸引装置是否处于备用状态→根据患者情况准备合适型号的气管导管，检查气囊的完整性→协助患者取合适体位（仰卧位，头后仰）→评估静脉通路通畅情况，遵医嘱给药→协助医生预充氧→插管过程中，严密监测患者生命体征、血氧饱和度，必要时清除口腔内异物→插管后，评估插管深度，气囊充气（气囊压力 25 ～ 30cmH$_2$O）→观察患者胸廓起伏情况，听诊双肺呼吸音是否对称→确认导管在气管内，妥善固定，做好标识→规范处理用物→规范洗手，记录。

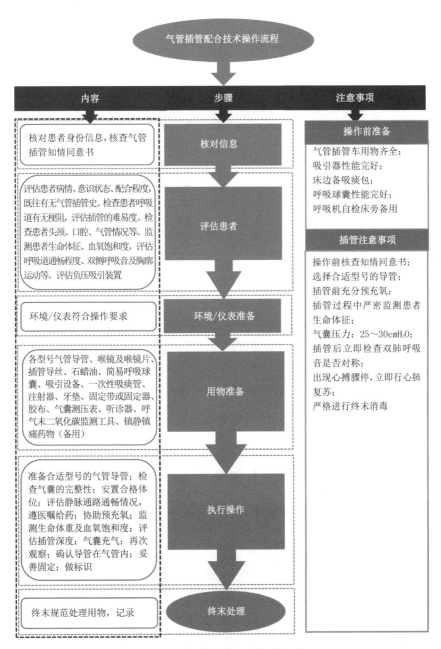

图 14-1-1　气管插管配合技术操作流程

五、常见操作并发症及处理

气管插管配合技术常见操作并发症及处理见表 14-1-1。

表 14-1-1　气管插管配合技术常见操作并发症及处理

序号	名称	常见原因	预防及处理措施
1	损伤（牙齿脱落或断裂、口腔咽喉部黏膜损伤出血、下颌脱臼等）	（1）患者自身原因； （2）插管动作不当； （3）多次插管	（1）操作前认真评估患者口腔咽喉部情况； （2）发现患者牙齿松动脱落，提前干预，防止误入气管； （3）插管动作轻柔，避免多次插管 （4）一旦发生损伤，遵医嘱处理
2	喉头水肿	（1）导管型号选择不合适； （2）反复多次插管	（1）选择合适型号的导管和合适的材料； （2）插管动作轻柔，避免多次插管 （3）一旦发生喉头水肿，遵医嘱处理
3	肺不张	（1）导管位置过深，误入一侧支气管； （2）导管移位	（1）正确评估导管位置； （2）定时查看插管深度和固定是否妥当； （3）进行操作时，固定导管双人配合，防止移位； （4）一旦发生肺不张，遵医嘱处理
4	呼吸、心搏骤停	（1）插管过程中挑起会厌，刺激迷走神经所致； （2）供氧不足	（1）立即行心肺复苏，同时继续完成气管插管； （2）插管前充分预充氧气，困难气道选择合适的插管方案； （3）一旦发生呼吸、心搏骤停，配合医生处理
7	误吸	（1）气囊压不足，漏气，口腔分泌物流入气道； （2）床头未抬高或抬高角度不够； （3）胃内容物反流	（1）提高医务人员操作技术，插管前备好吸引装置； （2）将床头抬高30°； （3）患者一旦发生误吸，及时吸除口腔内分泌物，配合医生处理

六、评分标准

气管插管配合技术操作评分标准见表 14-1-2。

表 14-1-2　气管插管配合技术操作评分标准

项目	项目分值	操作要求	评分等级及分值					扣分
			A	B	C	D	E	
仪表	5	工作衣、帽、口罩穿戴整齐，符合规范	5	4	3	2	1～0	
操作前准备	40	环境清洁、安全	5	4	3	2	1～0	
		规范洗手，戴口罩、手套，做好防护	5	4	3	2	1～0	
		用物准备齐全，放置合理；检查一次性用物质量	5	4	3	2	1～0	
		核对患者身份信息	5	4	3	2	1～0	
		评估患者病情、意识状态、配合程度；检查患者呼吸道有无梗阻，评估插管的难易度。检查患者头颈、口腔、气管情况等。监测患者生命体征、血氧饱和度，评估呼吸道通畅程度、双侧呼吸音及胸廓运动等	5	4	3	2	1～0	
		评估负压吸引装置是否处于备用状态	5	4	3	2	1～0	
		根据患者情况选择合适型号的气管导管	5	4	3	2	1～0	
		检查气囊的完整性	5	4	3	2	1～0	
执行操作	40	患者取仰卧位，头后仰，颈部处于过伸位，使口腔、声门和气管在一条直线上	5	4	3	2	1～0	
		评估静脉通路通畅情况，遵医嘱给药	5	4	3	2	1～0	
		预充氧气，人工通气，监测生命体征。当血氧饱和度达到95%（最少在90%以上）时，才能开始插管	5	4	3	2	1～0	
		插管过程中，严密监测患者生命体征、血氧饱和度	5	4	3	2	1～0	

续表

项目	项目分值	操作要求	评分等级及分值					扣分
			A	B	C	D	E	
执行操作	40	插管后，评估插管深度	5	4	3	2	1～0	
		气囊充气（气囊压力为25～30cmH₂0）	5	4	3	2	1～0	
		观察患者胸廓起伏情况，听诊双肺呼吸音是否对称	5	4	3	2	1～0	
		确认导管在气管内，妥善固定，做好标识	5	4	3	2	1～0	
操作后处置	5	规范处理用物，洗手，记录	5	4	3	2	1～0	
质量评价	10	操作熟练、规范	5	4	3	2	1～0	
		问答：插管配合的注意事项	5	4	3	2	1～0	
总分	100							

第 2 节　气管插管吸痰技术

一、目　的

清除呼吸道分泌物，保持呼吸道通畅，保证有效通气。

二、评估内容

1. 评估患者的病情、意识状态、配合程度。

2. 评估患者咳痰能力，听诊呼吸音、痰鸣音情况。

3. 评估患者口唇、口腔黏膜，有无牙齿松动，有无活动性义齿，以及口鼻腔手术等情况。

4. 评估吸引装置性能。

三、操作前准备

1. 仪表准备

（1）衣帽整洁，符合操作要求。

（2）仪表大方，举止端庄。

2. 环境准备

（1）环境整洁、安静、舒适、安全。

（2）病室内减少人员走动。

3. 用物准备

负压吸引装置、治疗盘、封闭式吸痰管、一次性吸痰管（含手套）、一次性换药碗、生理盐水（500ml，瓶装）、听诊器、医用垃圾桶、免洗手消毒液。

四、操作流程

气管插管吸痰技术操作流程（见图 14-2-1）：评估患者的病情、意识状态、配合程度→评估患者口唇、口腔黏膜，有无牙齿松动，有无活动性义齿，以及口鼻腔手术等情况→评估患者听诊呼吸音、痰鸣音情况，必要时行肺部叩击→评估吸引装置性能→做好解释→洗手→检查吸痰用物齐全、型号合适、一次性用物在有效期内→取负压吸引器→检查衔接部位是否密封→检查负压→洗手，取合适体

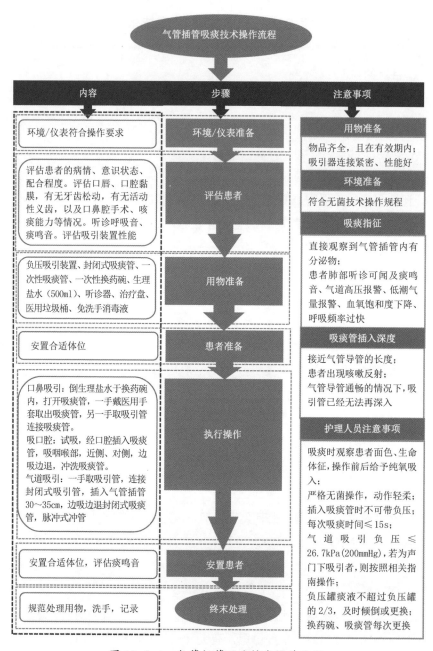

图 14-2-1　气管插管吸痰技术操作流程

位→取出一次性换药碗→倒生理盐水于换药碗中→暴露一次性吸痰管衔接部，取出手套→一手戴无菌手套→取出吸痰管→另一手取吸引管接头→打开负压→连接吸痰管→试吸→吸净口腔或鼻腔内分泌物→冲洗吸痰管→关闭吸引器→将手套反转包裹吸痰管与换药碗一起弃至垃圾袋内→将负压管置于清洁套内→按呼吸机纯氧键→将封闭式吸痰管连接负压吸引管→轻轻插入患者气管插管内 30～35cm →边吸边退封闭式吸痰管（时间≤ 15s），吸痰过程中密切观察患者生命体征→如分泌物黏稠，必要时给予湿化→吸痰管取出后脉冲式冲洗封闭式吸痰管→分离封闭式吸痰管和负压吸引管→免洗手消毒液消毒双手→吸痰后按呼吸机纯氧键→取舒适卧位→评估患者痰鸣音及生命体征→整理床单位，协助患者取合适体位→吸痰盘床边备用 24h →规范处理用物→规范洗手，记录。

五、常见操作并发症及处理

气管插管吸痰技术常见操作并发症及处理见表 14-2-1。

表 14-2-1　气管插管吸痰技术常见操作并发症及处理

序号	名称	常见原因	预防及处理措施
1	低氧血症	（1）吸痰前后未调高吸氧浓度； （2）吸痰过程中中断供氧； （3）持续吸痰时间过长； （4）吸痰管型号选择不当	（1）调整吸氧浓度，必要时使用简易呼吸器辅助通气； （2）吸痰前后给予纯氧； （3）按需吸痰，观察病情； （4）选择合适型号的吸痰管
2	气道损伤	（1）吸痰管型号选择不当； （2）吸痰动作不够轻柔，插入过深； （3）呼吸道黏膜干燥； （4）患者烦躁不配合	（1）选择合适型号的吸痰管。 （2）加强气道湿化，动作轻柔，禁止带负压插管；抽吸时，吸痰管必须旋转向外拉，严禁提插。 （3）每次吸痰时间不宜超过 15s；若痰液一次未吸净，可暂停 3～5min 再次抽吸。 （4）对于有气道出血者，及时遵医嘱用药

续表

序号	名称	常见原因	预防及处理措施
3	感染	（1）未严格执行无菌技术操作规程； （2）呼吸道黏膜损伤	（1）严格执行无菌技术操作规程； （2）预防呼吸道黏膜损伤； （3）对于痰液黏稠者，给予雾化吸入； （4）加强口腔护理； （5）一旦发生感染，遵医嘱用药处理
4	心律失常	（1）低氧血症； （2）吸痰管刺激气管隆突引起迷走神经反射	（1）按规范吸痰，避免刺激气管隆突； （2）预防发生低氧血症； （3）一旦发生心律失常，立即暂停吸痰，给予有效抢救
5	气道痉挛	气道敏感性高	（1）对于气道高度敏感的患者，吸引前给予少量利多卡因或组胺拮抗剂； （2）一旦发生气道痉挛，暂停气道吸引，遵医嘱给予 β 受体兴奋剂吸入

六、评分标准

气管插管吸痰技术操作评分标准见表 14-2-2。

表 14-2-2　气管插管吸痰技术操作评分标准

项目	项目分值	操作要求	评分等级及分值					扣分
			A	B	C	D	E	
仪表	5	工作衣、帽、口罩穿戴整齐，符合规范	5	4	3	2	1～0	
操作前准备	20	环境清洁，规范洗手，戴口罩	5	4	3	2	1～0	
		清洁治疗台、治疗车，备齐用物，放置合理；检查一次性用物质量	5	4	3	2	1～0	
		评估患者的病情、意识状态、配合程度，以及口唇、口腔、咳痰能力等情况；听诊呼吸音、痰鸣音情况，必要时行肺部叩击	5	4	3	2	1～0	
		检查吸引器性能	5	4	3	2	1～0	

续表

项目	项目分值	操作要求	评分等级及分值					扣分
			A	B	C	D	E	
执行操作	60	做好解释，协助患者取合适体位	5	4	3	2	1～0	
		调节合适负压，给予纯氧方法正确	5	4	3	2	1～0	
		按要求打开换药碗，倒入生理盐水	5	4	3	2	1～0	
		规范连接一次性吸痰管，试吸，湿润吸痰管	5	4	3	2	1～0	
		吸口腔顺序正确，吸除干净	5	4	3	2	1～0	
		连接封闭式吸痰管，插管深度适宜，吸痰手法正确（边吸引边退管）	5	4	3	2	1～0	
		正确使用负压（插管时不可使用负压）	5	4	3	2	1～0	
		掌握正确吸痰时间（每次不超过15s，连续吸痰不超过3次，中间间隔3～5min）	5	4	3	2	1～0	
		遵医嘱使用相关药物湿化气道，稀释痰液	5	4	3	2	1～0	
		吸痰后规范处理吸痰管和手套，关闭负压表	5	4	3	2	1～0	
		吸痰后给予纯氧吸入，观察患者病情（痰液的量和性状、生命体征、血氧饱和度、双肺呼吸音）、呼吸机各参数	5	4	3	2	1～0	
		患者呼吸道通畅，无痰鸣音（若为声门下吸引者，则按规范吸引）	5	4	3	2	1～0	
操作后处置	10	整理床单位，妥善安置患者	5	4	3	2	1～0	
		规范处理污物用物，洗手，记录	5	4	3	2	1～0	
质量评价	5	沟通良好，体现爱伤观念，操作熟练、规范，严格执行无菌技术操作规程	5	4	3	2	1～0	
总分	100							

第3节　口鼻吸痰技术

一、目　的

1. 使用负压吸除患者呼吸道分泌物或口腔及气道内的呕吐物，保持呼吸道通畅。

2. 提高患者氧合，预防肺不张、吸入性肺炎、窒息等并发症的发生。

二、评估内容

1. 评估患者的病情、意识状态、配合程度。

2. 评估患者咳痰能力，听诊呼吸音、痰鸣音情况。

3. 评估患者吸氧流量、口唇、口腔黏膜，有无牙齿松动，有无活动性义齿，以及口鼻腔手术、鼻中隔偏曲、脑脊液漏等情况。

三、操作前准备

1. 仪表准备

（1）衣帽整洁，符合操作要求。

（2）仪表大方，举止端庄。

2. 环境准备

（1）环境整洁、安静、舒适、安全。

（2）病室内减少人员走动，不在操作时清扫床铺、地面，更换被服。

3. 用物准备

负压吸引装置（1套）、治疗盘、一次性吸痰管（戴手套）、一次性换药碗、生理盐水（500ml）、压舌板、消毒纱布、听诊器、医用垃圾桶、免洗手消毒液。

四、操作流程

口鼻吸痰技术操作流程（见图14-3-1）：评估患者病情、意识状态、配合程度→评估患者吸氧流量、口唇、口腔黏膜，有无牙齿松动，有无活动性义齿，咳嗽、咳痰情况→做好解释→洗手→清洁治疗车→检查吸痰用物齐全、型号合适，一次性用物在有效期内→取负压吸引装置→检查衔接部位是否密封→检查负压吸

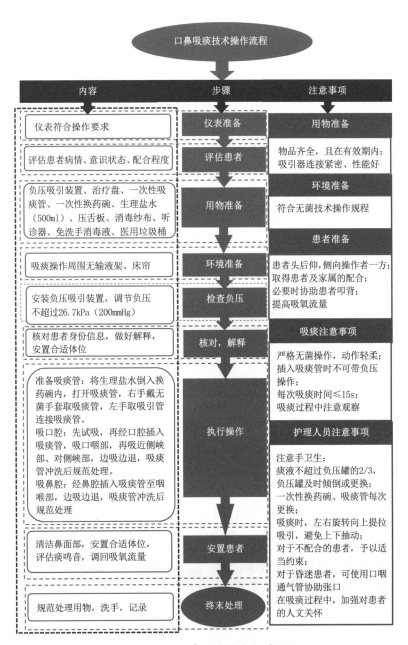

图 14-3-1 口鼻吸痰技术操作流程

引装置性能→整理治疗台→规范洗手。

将治疗车推至患者床边→核对患者身份信息，做好解释→安装负压吸引装置→调节负压至 13.3～16kPa（100～120mmHg），最大不超过 26.7kPa（200mmHg）→免洗手消毒液消毒双手→将吸痰盘置于床头柜→评估患者（听诊痰鸣音，必要时叩背）→协助患者取合适体位（使患者头部轻微后仰侧向一边）→免洗手消毒液消毒双手→调高吸氧流量→取出一次性换药碗→倒生理盐水于一次性换药碗中，注明开瓶日期并签名→暴露一次性吸痰管衔接部，取出手套→戴无菌手套→取出吸痰管→另一手取吸引管接头→检查负压→连接吸痰管→试吸→从口腔插入吸痰管 10～15cm→先吸口咽部，再吸近侧峡部、对侧峡部→边吸边旋转边退出→用生理盐水冲洗吸引管→一手分离吸痰管→将手套反转包裹吸痰管与换药碗一起丢入垃圾袋内→免洗手消毒液消毒双手［如为经口腔吸引效果不佳，无经鼻腔吸引禁忌证者，同法再连接 1 根吸痰管→试吸→一手将吸痰管插入患者鼻腔至咽部（20～25cm）→边吸边旋转边退出（注意观察患者面色及血氧饱和度）→用生理盐水冲洗吸引管→一手分离吸痰管→将手套反转包裹吸痰管与换药碗一起丢入垃圾袋内］→关负压→将吸引管接头插入清洁套中→清洁患者鼻面部→协助患者取合适体位→评估患者痰鸣音及生命体征变化→调回吸氧流量→整理床单位→将吸痰盘置于床边备用 24h→将治疗车推至治疗室→规范处理用物→规范洗手，记录。

五、常见操作并发症及处理

口鼻吸痰技术常见操作并发症及处理见表 14-3-1。

表 14-3-1　口鼻吸痰技术常见操作并发症及处理

序号	名称	常见原因	预防及处理措施
1	低氧血症	（1）吸痰前后未调高吸氧流量； （2）吸痰过程中中断供氧； （3）反复吸痰刺激； （4）吸痰管选择不当	（1）立即加大吸氧流量，遵医嘱给药，必要时使用简易呼吸器辅助通气； （2）吸痰前后给予高流量吸氧； （3）按需吸痰，观察病情； （4）选择合适的吸痰管

续表

序号	名称	常见原因	预防及处理措施
2	气道损伤	（1）吸痰管管径过粗，材质差； （2）操作不当； （3）口鼻腔黏膜干燥； （4）患者烦躁不配合	（1）对于有气道出血者，及时遵医嘱用药。 （2）使用合适型号的吸痰管。 （3）加强气道湿化。 （4）动作轻柔，禁止带负压插管。 （5）抽吸时，吸痰管必须旋转向外拉，严禁上下提插。 （6）每次吸痰时间不宜超过 15s；若痰液一次未吸净，可暂停 3～5min 再次抽吸。 （7）口腔护理时，仔细观察口腔黏膜情况，如发现口腔黏膜糜烂、渗血等，及时处理
3	感染	（1）未严格执行无菌技术操作规程； （2）各种因素引起的呼吸道黏膜损伤	（1）严格遵守无菌技术操作规程；预防呼吸道黏膜损伤。 （2）对于痰液黏稠者，给予雾化吸入。 （3）对于发生局部感染者，予以对症处理；如出现全身感染，则行血培养，做药物敏感试验，根据药敏试验结果选择抗生素静脉用药。 （4）加强口腔护理
4	心律失常	（1）长时间吸引导致缺氧和 CO_2 蓄积； （2）吸痰管插入过深，吸痰管反复刺激气管隆突引起迷走神经反射； （3）严重时致呼吸、心搏骤停； （4）低氧血症引起	（1）按规范吸痰； （2）预防发生低氧血症； （3）发生心律失常时，立即停止吸引，退出吸痰管，并给予吸氧或提高吸氧浓度
5	阻塞性肺不张	（1）吸痰管外径过粗，吸痰时氧气被吸出，进入肺内的气体过少； （2）吸痰时间过长； （3）痰痂形成，阻塞气道	（1）密切观察患者的呼吸频率、呼吸深度、血氧饱和度、血气分析结果及心率的变化； （2）加强肺部物理疗法，叩背、振动排痰等，必要时进行肺泡灌洗； （3）加强气道湿化，协助患者翻身； （4）选择合适型号的吸痰管；

续表

序号	名称	常见原因	预防及处理措施
5			（5）在吸痰过程中，必须关注吸引管是否通畅，防止无效吸引； （6）避免长时间吸引，以及负压过高
6	气道痉挛	（1）气道敏感性高； （2）有哮喘病史	（1）暂停气道吸引，遵医嘱给予β受体兴奋剂吸入； （2）对于气道高度敏感的患者，吸引前给予少量利多卡因或组胺拮抗剂

六、评分标准

口鼻吸痰技术操作评分标准见表14-3-2。

表14-3-2 口鼻吸痰技术操作评分标准

项目	项目分值	操作要求	评分等级及分值					扣分
			A	B	C	D	E	
仪表	5	工作衣、帽、口罩穿戴整齐，符合规范	5	4	3	2	1～0	
操作前准备	20	环境清洁，规范洗手，戴口罩	5	4	3	2	1～0	
		评估患者意识状态、生命体征、吸氧流量、呼吸音、呼吸道分泌物的量和黏稠度等情况	5	4	3	2	1～0	
		清洁治疗台、治疗车，备齐用物，放置合理	5	4	3	2	1～0	
		评估吸引器性能，检查一次性用物质量	5	4	3	2	1～0	
执行操作	60	核对患者身份信息，做好解释，协助患者取合适体位	5	4	3	2	1～0	
		调节合适负压，上调吸氧流量	5	4	3	2	1～0	
		按要求打开换药碗、生理盐水、一次性吸痰管	5	4	3	2	1～0	

项目	项目分值	操作要求	评分等级及分值					扣分
			A	B	C	D	E	
执行操作	60	规范戴无菌手套，正确连接吸引管与吸痰管	5	4	3	2	1～0	
		试吸，湿润吸痰管	5	4	3	2	1～0	
		吸痰顺序正确，先吸口腔（咽喉部、近侧、对侧），冲洗负压管后再吸鼻腔	5	4	3	2	1～0	
		口用换药碗与鼻用换药碗分开使用	5	4	3	2	1～0	
		正确使用负压	5	4	3	2	1～0	
		吸痰深度适宜，手法正确（左右旋转上提）	5	4	3	2	1～0	
		掌握吸痰时间（每次少于15s，连续吸痰不得超过3次，中间间隔3～5min）	5	4	3	2	1～0	
		吸痰时观察患者面色、生命体征、血氧饱和度等	5	4	3	2	1～0	
		正确处理吸痰管和手套，关闭负压表	5	4	3	2	1～0	
操作后处置	10	整理床单位，妥善安置患者	5	4	3	2	1～0	
		规范处理用物，洗手，记录	5	4	3	2	1～0	
质量评价	5	关心患者，沟通良好，体现爱伤观念；操作熟练、规范，程序流畅，患者呼吸道通畅，无痰鸣音	5	4	3	2	1～0	
总分	100							

第15章　血液净化技术

第1节　透析器预充技术

一、目　的

透析器充分预充，使血液与透析液接触面积最大化，达到治疗效果最佳的目的。

二、评估内容

1. 评估透析机是否运行正常。

2. 评估患者治疗方案与透析机器是否匹配。

三、操作前准备

1. 仪表准备

（1）衣帽整洁，符合操作要求。

（2）仪表大方，举止端庄。

2. 环境准备

（1）环境整洁、安静、舒适、安全。

（2）血透室内减少人员走动。

3. 用物准备

患者耗材单、透析器、体外循环管路、护理包、治疗车、免洗手消毒液。

四、操作流程

透析器预充技术操作流程（见图 15-1-1）：核对医嘱→清洁治疗车→规范洗手→评估环境→用物准备［生理盐水（1000ml）、透析器、体外循环管路］→

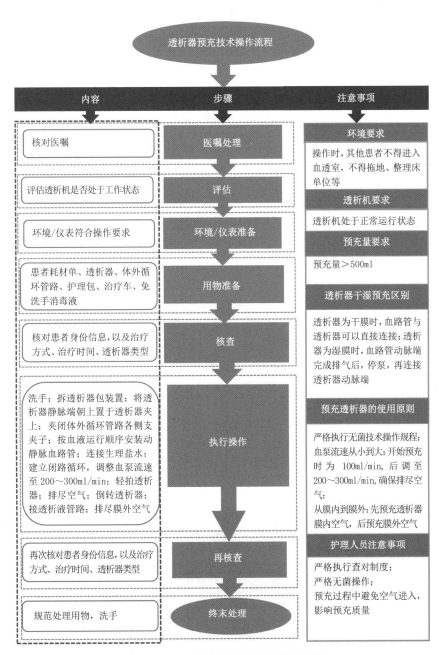

图 15-1-1　透析器预充技术操作流程

检查物品的有效期、质量与完整性→核对患者身份信息，以及治疗方式、治疗时间、透析器类型→将生理盐水置于输液架上→粘贴标签，再次核查→将透析器静脉端向上置于透析器夹上→夹闭体外循环管路各侧支小夹子→按血液运行顺序依次安装动脉血路管，并与透析器动脉端连接，动脉壶反向安装在支架上→将静脉血路管与透析器静脉端连接，静脉壶放入空气探测器内，静脉管路放入气泡夹内→连接静脉压力感应器→将废液袋正向挂在输液架上→连接生理盐水与血路管动脉端，排尽动脉端血路管中的空气并夹闭动脉端管路→打开血泵开关，以不超过100ml/min的血泵流速进行预充→当动脉壶充至2/3液体后正向安装→当生理盐水充满透析器及静脉血路管后，闭路循环建立时，血泵流速改至200～300ml/min，并轻拍透析器，排尽透析器膜内空气→关闭血泵，将透析液管路正确连接在透析器上，透析器动脉端朝上→排尽膜外空气→预充完成备用→再次核对→规范处理用物→规范洗手。

五、常见操作并发症及处理

透析器预充技术常见操作并发症及处理见表15-1-1。

表15-1-1　透析器预充技术常见操作并发症及处理

序号	名称	常见原因	预防及处理措施
1	透析器预充不良	（1）预充时，血路管与透析器连接不够紧密，空气进入透析器； （2）血路管小夹子未及时关闭； （3）预充湿性透析器时，未排尽动脉端内的空气； （4）血路管或透析器有破损	（1）预充前，严格检查用物的完整性； （2）严格按透析器预充操作流程，夹闭血路管各侧支夹子； （3）预充透析器膜内空气时，闭路循环后，调大血泵流速，应轻拍透析器，以排尽气泡； （4）预充湿性透析器时，要先排尽动脉端血路管空气，再连接透析器动脉端，防止空气进入，影响预充质量； （5）一旦空气进入透析器，调小血流量，将动脉壶液面调高，从静脉壶排出空气，建立闭路循环，调大血泵流速至200ml/min，并轻拍透析器，排尽空气

六、评分标准

透析器预充技术操作评分标准见表15-1-2。

表15-1-2 透析器预充技术操作评分标准

项目	项目分值	操作要求	评分等级及分值					扣分
			A	B	C	D	E	
仪表	5	工作衣、帽、口罩穿戴整齐，符合规范	5	4	3	2	1～0	
操作前准备	25	环境清洁，光线适中	5	4	3	2	1～0	
		核对医嘱	5	4	3	2	1～0	
		修剪指甲，规范洗手，戴口罩	5	4	3	2	1～0	
		评估透析机自检通过	5	4	3	2	1～0	
		用物齐全，检查用物的质量及有效期	5	4	3	2	1～0	
执行操作	60	按医嘱准备耗材。检查患者身份信息，以及治疗方式、治疗时间、透析器的类型，检查所有耗材有无破损及其有效期	5	4	3	2	1～0	
		检查生理盐水质量，将生理盐水置于输液架上，粘贴耗材单	5	4	3	2	1～0	
		再次核对透析器	5	4	3	2	1～0	
		将透析器静脉端朝上置于透析器夹上	5	4	3	2	1～0	
		夹闭体外循环管路各侧支夹子	5	4	3	2	1～0	
		按血流方向安装血路管	5	4	3	2	1～0	
		打开生理盐水排气，血泵流速 ≤100ml/min	5	4	3	2	1～0	
		透析器空气排尽后改血泵流速至200～300ml/min，并轻拍透析器	5	4	3	2	1～0	
		建立闭路循环，正确连接透析液管路	5	4	3	2	1～0	
		倒转透析器，将动脉端朝上	5	4	3	2	1～0	
		排尽膜外空气	5	4	3	2	1～0	
		检查无漏气、无渗液，处于备用状态	5	4	3	2	1～0	

续表

项目	项目分值	操作要求	评分等级及分值					扣分
			A	B	C	D	E	
操作后处置	5	规范处理用物，洗手	5	4	3	2	1～0	
质量评价	5	严格执行查对制度，核对无误，动作娴熟、规范；严格执行无菌技术操作规程，无污染	5	4	3	2	1～0	
总分	100							

第 2 节　血液透析上下机操作技术

一、目　的

1. 通过弥散/对流方式进行物质交换,消除患者体内的代谢废物,维持电解质和酸碱平衡。

2. 清除患者体内过多的水分,并将经过净化的血液回输至患者体内。

二、评估内容

1. 评估透析机是否运行正常,透析器预充是否规范。

2. 评估患者病情、意识状态、生命体征,有无出血倾向、外伤史、胸闷气促、水肿等情况。

3. 评估患者通路情况,查看内瘘患者置管周围皮肤有无红肿痛情况,触摸内瘘有无震颤音,听诊内瘘有无血管杂音。检查中心静脉置管患者置管部位是否固定,周围有无红肿痛,管路有无破损等情况。

三、操作前准备

1. 仪表准备

(1) 衣帽整洁,符合操作要求。

(2) 仪表大方,举止端庄。

2. 环境准备

(1) 环境整洁、安静、舒适、安全。

(2) 血透室内减少人员走动,不在操作时清扫床铺、地面,更换被服。

3. 用物准备

上机护理包、抗凝剂、下机护理包、治疗车(免洗手消毒液、医用垃圾袋、医用垃圾桶、利器盒)、固定托(备用)、绷带、内瘘护理包、乙醇棉球、碘伏纱布、碘伏棉签。

四、操作流程

1. 血液透析上机技术操作流程

血液透析上机技术操作流程如下（见图 15-2-1）。

中心静脉置管：规范洗手，戴口罩→评估环境→清洁治疗车，规范洗手→用物准备，透析机处于备用状态，体外循环管路及透析器完成预充→遵医嘱准备抗凝剂，核对药物，检查药物质量及有效期→评估患者，核对患者身份信息→设置参数（治疗方式、治疗时间、脱水量、抗凝剂用量）→规范洗手→拆中心静脉置管处敷料→评估隧道口及管路情况→规范洗手→拆上机护理包→戴无菌手套→取消毒纱布包裹导管末端并消毒→取无菌方巾，并置于导管末端下方→分离导管上的肝素帽→取乙醇棉球消毒管口（每个管口不少于 15s）→连接注射器，并抽回血→取乙醇棉球消毒周围皮肤→取碘伏纱布消毒隧道口，待干后用纱布覆盖→规范洗手，更换手套→停泵，将血泵流速调至 100ml/min→取血路管动脉端，连接患者动脉端导管口→开泵，引血至静脉壶→停泵夹管，静脉端遵医嘱推注抗凝剂，取血路管静脉端连接患者静脉端管口→建立体外循环，按透析键→开泵，将血泵流速调至 250～300ml/min，透析开始→再次核对、检查各管路的密闭性→规范处理用物→规范洗手，记录，签名。

动静脉内瘘：规范洗手，戴口罩→评估环境→清洁治疗车，规范洗手→用物准备，透析机处于备用状态，体外循环管路及透析器完成预充→遵医嘱准备抗凝剂，核对药物，检查药液质量及有效期→评估患者，核对患者身份信息→设置参数（治疗方式、治疗时间、脱水量、抗凝剂用量）→规范洗手→评估患者内瘘功能→规范洗手→拆内瘘护理包→戴无菌手套→取无菌方巾置于穿刺区域肢体下方→取碘伏棉签消毒穿刺点 3 次，消毒范围直径 10cm→用穿刺针排气→皮肤待干后，行动静脉穿刺→固定穿刺针（针翼用胶布固定，针翼后 1cm 处用胶布以高举平台法固定，穿刺点用创可贴覆盖）→规范洗手，更换手套→停泵，将血泵流速调至 100ml/min→取血路管动脉端，连接患者动脉端导管口→开泵，引血→引血至静脉壶→停泵夹管，静脉端遵医嘱推注抗凝剂，取血路管静脉端连接患者静脉端管口→建立体外循环，按透析键→开泵，将血泵流速调至 250～300ml/min，透析开始→再次核对、检查各管路的密闭性→规范处理用物→规范洗手，记录，签名。

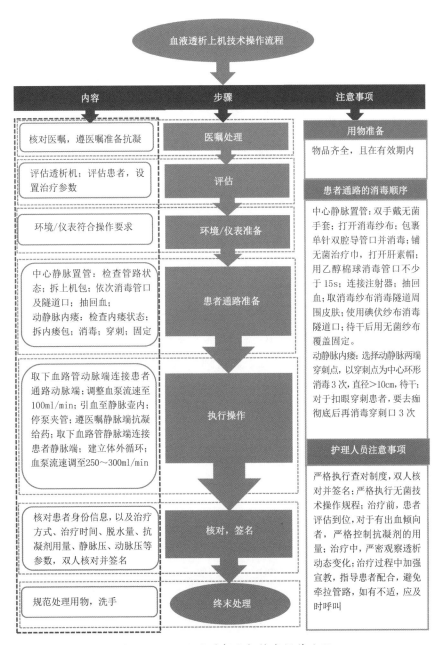

图 15-2-1　血液透析上机技术操作流程

2. 血液透析下机技术操作流程

血液透析下机技术操作流程如下（见图15-2-2）。

中心静脉置管：规范洗手，戴口罩→准备用物→核对医嘱→核对药物，检查药物质量及有效期→抽取药物并贴标签→规范洗手→将治疗车推至患者床边→评估环境及患者→按透析结束键，将血泵流速调至100ml/min→打开生理盐水动脉补液端夹子→待动脉端血液回干净后，夹闭动脉端夹子→核对患者用药，并注入静脉端→回静脉端血液，夹闭静脉端夹子→规范洗手，拆下机护理包→戴无菌手套→取消毒纱布包裹患者导管与血路管连接处并消毒→分离血路管→取无菌方巾置于导管口下方→取乙醇棉球消毒管口（每个管口不少于15s）→遵医嘱封管→用肝素帽拧紧管口→用纱布包裹管口，固定导管→规范洗手，排除废液→卸除体外循环管路及透析器→按机器消毒键（机器内部消毒）→用消毒湿巾擦拭机器表面、床档、血压计、袖带、餐桌→规范洗手，记录，签名→整理物品，垃圾分类。

动静脉内瘘：规范洗手，戴口帽→准备用物→核对医嘱→核对药物，检查药物质量及有效期→抽取药物并贴标签→规范洗手→将治疗车推至患者床边→评估环境及患者→按透析结束键，将血泵流速调至100ml/min→打开生理盐水动脉补液端夹子→待动脉端血液回干净后，夹闭动脉端夹子→核对患者用药，并注入静脉端→回静脉端血液，夹闭静脉端夹子→规范洗手，戴无菌手套→拔出内瘘针，按压止血→用止血带加压包扎→规范洗手，排除废液→卸除体外循环管路及透析器→按规范做好透析器及床单位的终末消毒→规范处理用物→规范洗手，记录，签名。

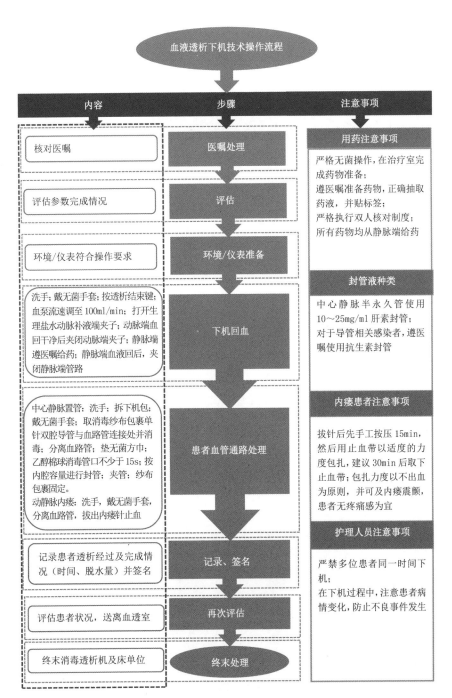

图 15-2-2　血液透析下机技术操作流程

五、常见操作并发症及处理

血液透析上下机技术常见操作并发症及处理见表 15-2-1。

表 15-2-1　血液透析上下机技术常见操作并发症及处理

序号	名称	常见原因	预防及处理措施
1	血管通路感染	（1）患者疾病因素造成抵抗力下降； （2）血管穿刺过程中无菌操作不严格； （3）患者瘘管周围皮肤清洁不到位	（1）对患者做好保护瘘管的宣教工作，保持造瘘肢体的皮肤清洁； （2）建立或连接血管通路时，应严格执行无菌技术操作规程，防止发生管路及药液污染； （3）行扣眼穿刺时，常规消毒后应以无菌眼科镊或无齿镊挑去痂皮，再次消毒后方可进行穿刺，穿刺口痂皮较大时，不宜在此处穿刺； （4）提高护理人员穿刺技能，避免反复穿刺； （5）当血管通路发生感染时，应停止使用该血管，及时汇报医生，遵医嘱处理
2	穿刺部位血肿	（1）穿刺时刺破血管壁； （2）穿刺时误穿破动脉或其分支，止血困难； （3）透析过程中静脉回路侧血管的针头突然移位，而未及时关闭血泵，导致回输血液被泵至血管外	（1）熟练掌握血管穿刺技术，提高血管穿刺成功率，确认穿刺成功后方可上机治疗； （2）一旦发生穿刺部位血肿，立即拔针止血，汇报医生，遵医嘱处理
3	体外循环凝血	（1）抗凝剂用量不足或无抗凝剂透析； （2）患者血液黏稠，血流缓慢或血流量不足； （3）体外血液循环特别是在透析器中，混有空气； （4）预充不良	（1）合理使用抗凝剂； （2）充分预充透析器； （3）一旦发生体外循环凝血，立即采取补救措施，用生理盐水冲洗管路，判断凝血级别，汇报医生，遵医嘱追加肝素或更换体外循环管路

六、评分标准

血液透析上机技术操作评分标准见表 15-2-2，血液透析下机技术操作评分标准见表 15-2-3。

表 15-2-2　血液透析上机技术操作评分标准

项目	项目分值	操作要求	评分等级及分值					扣分
			A	B	C	D	E	
仪表	5	工作衣、帽、口罩穿戴整齐，符合规范	5	4	3	2	1～0	
操作前准备	25	核对医嘱	5	4	3	2	1～0	
		环境整洁、安静、舒适、安全，减少人员走动	5	4	3	2	1～0	
		评估透析机是否正常运行	5	4	3	2	1～0	
		检查用物的质量及有效期	5	4	3	2	1～0	
		评估患者的治疗方式、治疗时间、脱水量、抗凝剂用量	5	4	3	2	1～0	
执行操作	55	正确进行手卫生	5	4	3	2	1～0	
		正确评估患者病情，设置参数	5	4	3	2	1～0	
		正确评估患者血管通路（中心静脉置管或动静脉内瘘）	5	4	3	2	1～0	
		正确消毒患者血管通路（中心静脉置管或动静脉内瘘）	5	4	3	2	1～0	
		引血顺序正确，血流量准确	5	4	3	2	1～0	
		抗凝剂使用正确	5	4	3	2	1～0	
		体外循环建立后，管路密闭性良好，无漏气渗血	5	4	3	2	1～0	
		协助患者取舒适体位	5	4	3	2	1～0	
		做好宣教工作，提醒透析中注意事项	5	4	3	2	1～0	
		双人核对并签名	5	4	3	2	1～0	
		规范记录透析状态：患者生命体征、透析静脉压、动脉压、跨膜压、脱水速度等	5	4	3	2	1～0	

续表

项目	项目分值	操作要求	评分等级及分值					扣分
			A	B	C	D	E	
操作后处置	5	规范处理用物，整理床单位，洗手	5	4	3	2	1～0	
质量评价	10	严格执行查对制度，核对无误，动作娴熟、规范	5	4	3	2	1～0	
		严格执行无菌技术操作规程，无污染	5	4	3	2	1～0	
总分	100							

表 15-2-3　血液透析下机技术操作评分标准

项目	项目分值	操作要求	评分等级及分值					扣分
			A	B	C	D	E	
仪表	5	工作衣、帽、口罩穿戴整齐，符合规范	5	4	3	2	1～0	
操作前准备	25	核对医嘱	5	4	3	2	1～0	
		环境整洁、安静、舒适、安全，减少人员走动	5	4	3	2	1～0	
		规范洗手，戴口罩	5	4	3	2	1～0	
		评估参数完成情况	5	4	3	2	1～0	
		检查用物的质量及有效期	5	4	3	2	1～0	
执行操作	50	正确进行手卫生	5	4	3	2	1～0	
		按顺序回血，防止血凝块进入患者体内	5	4	3	2	1～0	
		按医嘱使用药物（左卡尼丁、帕立骨化醇、促红细胞生成素）	5	4	3	2	1～0	
		正确封管（中心静脉置管）或正确拔针（动静脉内瘘）	5	4	3	2	1～0	
		规范排除废液	5	4	3	2	1～0	
		规范固定中心静脉置管（正确按压内瘘穿刺点）	5	4	3	2	1～0	

项目	项目分值	操作要求	评分等级及分值					扣分
			A	B	C	D	E	
执行操作	50	做好宣教工作，提醒透析后注意事项	5	4	3	2	1～0	
		规范消毒透析机内、外部	5	4	3	2	1～0	
		安全护送患者离开血透室	5	4	3	2	1～0	
		规范记录透析状态，并交班，有并发症发生时，及时上报	5	4	3	2	1～0	
操作后处置	10	规范处理用物	5	4	3	2	1～0	
		做好机器及床单位的终末消毒	5	4	3	2	1～0	
质量评价	10	严格执行查对制度，核对无误，且动作娴熟、规范	5	4	3	2	1～0	
		严格执行无菌技术操作规程，无污染	5	4	3	2	1～0	
总分	100							

第3节　连续性肾脏替代治疗（CRRT）上机操作技术

一、目　的

1. 清除体内代谢废物、毒物或各种细胞因子及炎症介质。

2. 纠正水、电解质紊乱，以及酸碱失衡。

3. 促进肾功能恢复。

二、评估内容

1. 评估患者的病情、意识状态及配合程度。

2. 评估患者血滤置管口有无渗血、脓点或血痂，置管刻度是否准确。

三、操作前准备

1. 仪表准备

（1）衣帽整洁，符合操作要求。

（2）仪表大方，举止端庄。

2. 环境准备

（1）环境整洁、安静、舒适、安全。

（2）室温适宜，关闭门窗，用床帘或屏风遮挡患者。

3. 用物准备

治疗车、一次性换药包、无菌手套、医用垃圾桶、无菌纱布、免洗手消毒液、血滤滤器及管路、血滤机、血液滤过置换基础液、预充液、碳酸氢钠溶液、抗凝药物（遵医嘱）、50ml注射器、治疗盘［生理盐水（100ml）、20ml注射器（若干）、乙醇棉片］、血滤护理记录单、固定扎带。

四、操作流程

CRRT上机操作流程如下（见图15-3-1）。

操作前准备：核对医嘱→核对患者身份信息→评估患者血滤置管刻度及置管口渗血、渗液情况→检查用物→铺无菌盘（20ml注射器、20ml生理盐水冲管液）→整理治疗台→规范洗手。

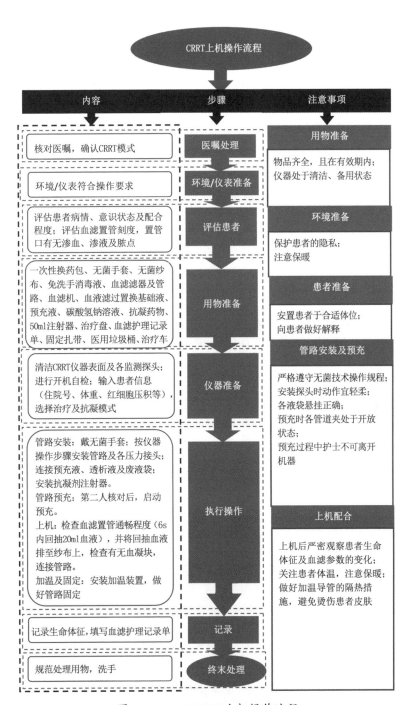

图 15-3-1　CRRT 上机操作流程

预充过程：清洁血滤机及监测探头→血滤机开机自检→输入患者信息→根据血滤治疗医嘱单确认模式及抗凝方式→核对滤器型号→戴无菌手套→安装管路及各压力接头、探测器→连接预充液、置换基础液、碳酸氢钠溶液、抗凝药物及废液袋→第二人核对→开始预充→预充后备用。

上机过程：核对血滤参数→打开一次性换药包→戴无菌手套→取下动静脉端肝素帽→用乙醇棉片规范消毒衔接口→分别用 20ml 注射器回抽动、静脉端血液（6s 内回抽 20ml 血液）→将回抽的血液排至换药盘内的纱布上，检查有无血凝块→用生理盐水脉冲式冲管→血滤置管动脉端连接血滤管路动脉端→打开管道夹→引血→启动运行，关注患者生命体征变化→血泵运行停止后，连接静脉端，启动血泵和平衡泵→妥善固定血滤置管→安装加温管→安置患者于合适体位→整理床单位→填写血滤护理记录单→做好宣教工作→规范处理用物→规范洗手。

五、常见操作并发症及处理

CRRT 上机常见操作并发症及处理见表 15-3-1。

表 15-3-1　CRRT 上机常见操作并发症及处理

序号	名称	常见原因	预防及处理措施
1	低血压	有效血容量不足	（1）严格控制出入液量，做好容量管理； （2）对症补液或使用升压药物
2	低体温	（1）血容量不足； （2）体外循环致热量丢失过多	（1）注意保暖，合理设置加温管温度； （2）对输液患者做好加温输液管理； （3）做好容量管理
3	出血／凝血	抗凝剂使用不当	（1）根据病情合理选择抗凝剂； （2）密切监测患者凝血功能及 ACT，及时调整抗凝药物剂量
4	血滤置管堵塞	（1）血滤置管折叠或扭曲； （2）肝素封管液浓度或剂量有误； （3）冲封管手法不正确； （4）患者血液处于高凝状态	（1）调整置管位置或刻度； （2）正确进行冲封管； （3）必要时更换导管

六、评分标准

CRRT 上机操作评分标准见表 15-3-2。

表 15-3-2　CRRT 上机操作评分标准

项目	项目分值	操作要求	评分等级及分值					扣分
			A	B	C	D	E	
仪表	5	工作衣、帽、口罩穿戴整齐，符合规范	5	4	3	2	1～0	
操作前准备	25	环境清洁，修剪指甲，规范洗手，戴口罩	5	4	3	2	1～0	
		核对医嘱，评估患者及血滤置管	5	4	3	2	1～0	
		清洁血滤机	5	4	3	2	1～0	
		备齐用物，放置合理，检查一次性用物质量及有效期	5	4	3	2	1～0	
		规范准备上机用物	5	4	3	2	1～0	
执行操作	55	开机自检，正确输入患者信息，正确选择模式、参数	5	4	3	2	1～0	
		戴无菌手套，按要求规范连接管路	5	4	3	2	1～0	
		按要求规范连接液体	5	4	3	2	1～0	
		正确连接注射器	5	4	3	2	1～0	
		预充、测试过程规范、顺利	5	4	3	2	1～0	
		再次戴无菌手套，用乙醇棉片规范消毒	5	4	3	2	1～0	
		正确评估导管通畅程度（6s 内回抽 20ml 血液）	5	4	3	2	1～0	
		血滤置管使用脉冲式冲管	5	4	3	2	1～0	
		加温装置安装正确，用无菌纱布包裹置管，管路固定妥当	5	4	3	2	1～0	
		关注患者生命体征变化	5	4	3	2	1～0	
		整理床单位，妥善安置患者	5	4	3	2	1～0	

续表

项目	项目分值	操作要求	评分等级及分值					扣分
			A	B	C	D	E	
操作后处置	10	规范处理用物	5	4	3	2	1～0	
		规范洗手，记录	5	4	3	2	1～0	
质量评价	5	关心患者，沟通良好，操作熟练、规范	5	4	3	2	1～0	
总分	100							

第 4 节　连续性肾脏替代治疗（CRRT）下机操作技术

一、目　的
结束治疗或更换血滤滤器。

二、评估内容
1. 评估患者的病情、意识状态及配合程度。
2. 评估血滤滤器表面是否存在血凝块。
3. 评估血滤各参数及压力值。

三、操作前准备
1. 仪表准备
（1）衣帽整洁，符合操作要求。
（2）仪表大方，举止端庄。
2. 环境准备
（1）环境整洁、安静、舒适、安全。
（2）室温适宜，关闭门窗，用床帘或屏风遮挡患者。
3. 用物准备
治疗车、无菌手套、一次性换药盘、医用垃圾桶、无菌纱布、免洗手消毒液、治疗盘［浓肝素封管液（2 支）、乙醇棉片、20ml 注射器、肝素帽、生理盐水（250ml）］、血滤护理记录单、消毒湿巾。

四、操作流程
CRRT 下机操作流程如下（见图 15-4-1）。

操作前准备：核对医嘱→清洁治疗台、治疗车→规范洗手→准备、检查用物→铺治疗盘（肝素封管液、20ml 生理盐水冲管液、20ml 注射器、肝素帽、乙醇棉片），并标注铺盘名称及时间→整理治疗台→规范洗手。

下机过程：携用物至患者床边→查对患者身份信息→做好解释→评估血滤参数及治疗时间→确认下机→停止血滤治疗→打开一次性换药盘及治疗盘→戴无菌

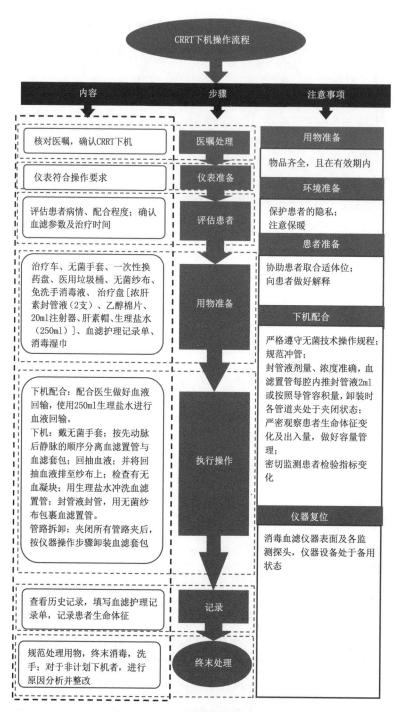

图 15-4-1　CRRT 下机操作流程

手套→夹闭血滤置管动脉端及血滤管路动脉端→接 250ml 生理盐水回输血液→用乙醇棉片规范消毒接口→用 20ml 注射器回抽血液→将回抽的血液排至换药盘内的纱布上→检查有无血凝块→用生理盐水脉冲式冲管→封管液正压封管→接肝素帽→回输血液完成→夹闭血滤置管静脉端及血滤管路静脉端→用乙醇棉片规范消毒衔接口→用 20ml 注射器回抽血液→将回抽的血液排至换药盘内的纱布上，检查有无血凝块→用生理盐水脉冲式冲管→封管液正压封管→接肝素帽→关注患者生命体征变化→妥善固定血滤置管，标注封管时间→脱手套→整理床单位→规范卸装管路，做好仪器终末处理→填写血滤护理记录单→归位放置血滤仪器以备用→规范洗手。

五、常见操作并发症及处理

CRRT 下机常见操作并发症及处理见表 15-4-1。

表 15-4-1 CRRT 下机常见操作并发症及处理

序号	名称	常见原因	预防及处理措施
1	容量负荷过多	（1）回心血量增加； （2）脱水量过少	（1）严密关注患者出入液量； （2）若出现容量负（表示脱水量过多）的情况，应遵医嘱调整脱水量或用药
2	血滤置管移位	（1）未妥善固定置管； （2）患者躁动； （3）置管口渗血渗液	（1）按照标准操作规程规范固定导管； （2）做好患者的镇痛镇静及约束； （3）置管口有渗血时，及时更换敷料

六、评分标准

CRRT 下机操作评分标准见表 15-4-2。

表 15-4-2　CRRT 下机操作评分标准

项目	项目分值	操作要求	评分等级及分值 A	B	C	D	E	扣分
仪表	5	工作衣、帽、口罩穿戴整齐，符合规范	5	4	3	2	1～0	
操作前准备	20	环境清洁，修剪指甲，规范洗手，戴口罩	5	4	3	2	1～0	
		核对医嘱，评估患者及血滤参数	5	4	3	2	1～0	
		备齐用物，放置合理，检查一次性用物质量	5	4	3	2	1～0	
		规范准备治疗盘	5	4	3	2	1～0	
执行操作	55	戴无菌手套	5	4	3	2	1～0	
		按顺序规范分离血滤动、静脉管	5	4	3	2	1～0	
		操作严格遵循无菌技术操作规程	5	4	3	2	1～0	
		冲管正确	5	4	3	2	1～0	
		检查管路有无血凝块	5	4	3	2	1～0	
		封管正确	5	4	3	2	1～0	
		妥善固定血滤置管	5	4	3	2	1～0	
		用无菌纱布包裹血滤置管，标注封管时间	5	4	3	2	1～0	
		观察患者生命体征	5	4	3	2	1～0	
		正确卸装管路、注射器，分离管路、废液	5	4	3	2	1～0	
		规范清洁仪器	5	4	3	2	1～0	
操作后处置	15	整理床单位，妥善安置患者	5	4	3	2	1～0	
		规范处理用物	5	4	3	2	1～0	
		规范洗手，记录	5	4	3	2	1～0	
质量评价	5	关心患者，沟通良好，操作熟练、规范	5	4	3	2	1～0	
总分	100							

第 5 节　血液灌流上下机护理技术

一、目　的

1. 利用灌流器的吸附作用，清除外源性和内源性毒物、药物。
2. 净化血液，达到治疗疾病的目的。

二、评估内容

1. 评估患者的病情、意识状态、配合程度。
2. 评估患者血液透析置管处皮肤情况及刻度、管路固定情况及通畅程度。
3. 评估患者的生命体征，有无灌流器过敏史，以及凝血功能情况。

三、操作前准备

1. 仪表准备

（1）衣帽整洁，符合操作要求。

（2）仪表大方，举止端庄。

2. 环境准备

（1）环境整洁、安静、舒适、安全。

（2）病室内减少人员走动，不在操作时清扫床铺、地面，更换被服。

3. 用物准备

治疗车、免洗手消毒液、灌流器（根据病情选择）、血液灌流机、体外循环管路、5% 葡萄糖溶液（500ml，备用）、生理盐水（3000ml）、医用手套、治疗盘 [肝素液、20ml 注射器（若干）、肝素帽]、上机包、下机包、血液灌流记录单、护理记录单、乙醇棉片、一次性换药盘。

四、操作流程

1. 血液灌流上机护理技术操作流程（见图 15-5-1）

操作前准备：核对医嘱→清洁治疗台、治疗车→规范洗手→检查用物→铺治疗盘 [20ml 注射器（2 副）、20ml 生理盐水冲管液（2 副）] →标注铺盘名称及时间→整理治疗台→规范洗手→检查灌流器和体外循环管路的包装质量及有效期

→血液灌流机开机，完成自检→根据病情选择合适型号的灌流器并安装体外循环管路→根据灌流器说明书完成预充。

上机过程：将血液灌流机推至患者床边→核对患者身份信息→向患者及家属做好解释→灌流器位置高度相当于患者右心房水平→监测患者生命体征→打开上机包→戴无菌手套→取下血液透析置管动脉端肝素帽→用乙醇棉片消毒接口→用 20ml 注射器回抽血液（6s 内回抽 20ml）→将回抽的血液排至一次性换药盘内的纱布上→检查有无血凝块→用生理盐水脉冲式冲管→根据医嘱给予个体化肝素治疗→将动脉管道连接到体外循环的动脉管，血泵流速调至 50 ～ 100ml/min，开启血泵，根据医嘱选择连接方式→打开加热键，设置合适温度→开动肝素泵，使用维持量肝素→评估患者生命体征，根据患者情况调整血泵流速至 200 ～ 250ml/min →再次监测患者生命体征变化→妥善固定管路→安置患者于合适体位→根据医嘱设置灌流器压力报警范围→记录上机时间及血液灌流管路压力→做好宣教工作→规范处理用物→规范洗手。

2. 血液灌流下机护理技术操作流程（见图 15-5-2）

确认下机→打开下机包→戴无菌手套→血泵流速调至 50 ～ 100ml/min，暂停血泵，打开泵前预充管路，用生理盐水将动脉端血液回输至患者体内，夹闭动脉端管路→开启血泵，用生理盐水回输管路中的血液，待血液回输完毕，停止血泵并夹闭静脉端管路→消毒血液透析置管→用 20ml 注射器回抽血液→将回抽的血液排至换药盘内的纱布上→检查有无血凝块→用生理盐水脉冲式冲管→按照血液透析管管腔容积进行肝素封管→接肝素帽→关注患者生命体征变化，并妥善固定血液透析管→清洁血液灌流仪器→脱手套→整理床单位→规范卸装管路，做好仪器终末处理→填写血液灌流记录单及护理记录单→归位放置→血液灌流仪器备用→规范洗手。

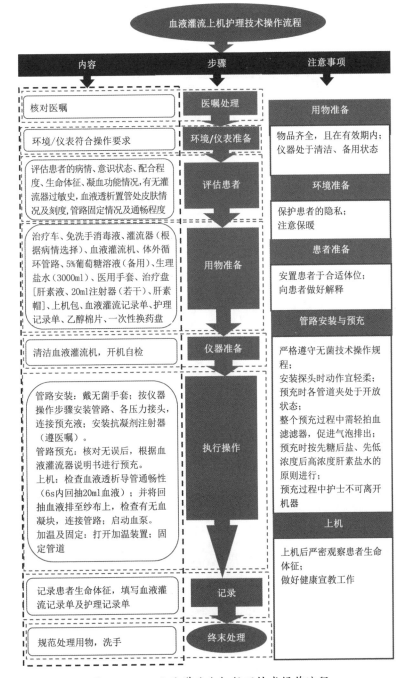

图 15-5-1 血液灌流上机护理技术操作流程

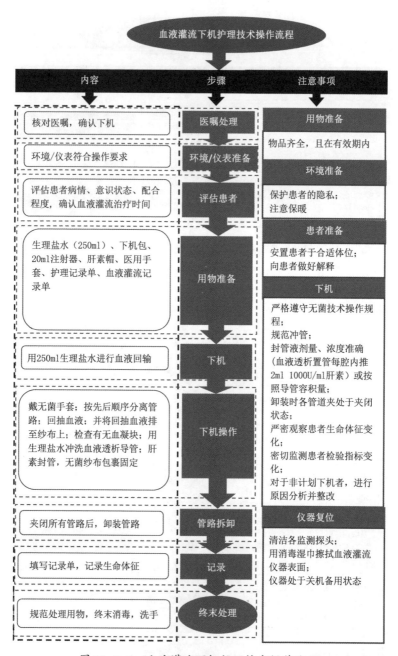

图 15-5-2　血液灌流下机护理技术操作流程

五、常见操作并发症及处理

血液灌流上下机护理技术常见操作并发症及处理见表 15-5-1。

表 15-5-1　血液灌流上下机护理技术常见操作并发症及处理

序号	名称	常见原因	预防及处理措施
1	低体温	（1）血流速度过快； （2）血容量不足； （3）体外循环致热量丢失过多； （4）环境温度低	（1）适当减慢血流速度； （2）灌流机上设置"加热"； （3）注意保暖，合理设置加温管温度，对于输液患者，必要时予以加温输液； （4）调节环境温度，加盖棉被，加强保暖，必要时使用加温输液或加温毯复温
2	凝血	（1）患者血液处于高凝状态； （2）预充排气不充分，有空气残留； （3）肝素预充量少，灌流器未达到肝素吸附饱和； （4）血流速度过缓（<100ml/min）	（1）根据患者病情，个体化使用肝素，监测患者凝血功能； （2）充分预充； （3）避免血流速度过缓，保持血流速度≥100ml/min； （4）一旦发生凝血，立即汇报医生，遵医嘱处理

六、评分标准

血液灌流上机护理技术操作评分标准见表 15-5-2，血液灌流下机护理技术操作评分标准见表 15-5-3。

表 15-5-2　血液灌流上机护理技术操作评分标准

项目	项目分值	操作要求	评分等级及分值					扣分
			A	B	C	D	E	
仪表	5	工作衣、帽、口罩穿戴整齐，符合规范	5	4	3	2	1～0	
操作前准备	25	环境清洁，修剪指甲，规范洗手，戴口罩	5	4	3	2	1～0	
		核对医嘱，评估患者及血液透析管路	5	4	3	2	1～0	

续表

项目	项目分值	操作要求	评分等级及分值					扣分
			A	B	C	D	E	
操作前准备	25	清洁血液灌流机	5	4	3	2	1～0	
		备齐用物，放置合理，检查一次性用物质量	5	4	3	2	1～0	
		规范准备上机所需用物	5	4	3	2	1～0	
执行操作	50	开机自检，检查机器性能	5	4	3	2	1～0	
		正确选择预充液，并正确配比预充液肝素浓度	5	4	3	2	1～0	
		戴无菌手套，规范连接管路	5	4	3	2	1～0	
		按照规范进行预充与排气	5	4	3	2	1～0	
		戴无菌手套，规范消毒血液透析管路	5	4	3	2	1～0	
		评估血液透析管路（回抽血液，6s内回抽20ml为通畅）	5	4	3	2	1～0	
		脉冲式冲管	5	4	3	2	1～0	
		连接管路，启动血泵，打开加热键	5	4	3	2	1～0	
		灌流过程中观察患者的生命体征、病情，以及机器的运行情况	5	4	3	2	1～0	
		管路固定妥当	5	4	3	2	1～0	
操作后处置	15	整理床单位，妥善安置患者	5	4	3	2	1～0	
		规范处理用物	5	4	3	2	1～0	
		规范洗手，记录	5	4	3	2	1～0	
质量评价	5	动作轻柔，沟通良好，关心患者，操作熟练、规范	5	4	3	2	1～0	
总分	100							

表 15-5-3 血液灌流下机护理技术操作评分标准

项目	项目分值	操作要求	评分等级及分值					扣分
			A	B	C	D	E	
仪表	5	工作衣、帽、口罩穿戴整齐,符合规范	5	4	3	2	1～0	
操作前准备	20	环境清洁,修剪指甲,规范洗手,戴口罩	5	4	3	2	1～0	
		核对医嘱,评估患者及血液灌流治疗时间	5	4	3	2	1～0	
		备齐用物,放置合理,检查一次性用物质量	5	4	3	2	1～0	
		规范准备下机所需用物	5	4	3	2	1～0	
执行操作	55	戴无菌手套	5	4	3	2	1～0	
		操作严格遵循无菌技术操作规程	5	4	3	2	1～0	
		下机冲管正确	5	4	3	2	1～0	
		按顺序规范分离血液灌流管路	5	4	3	2	1～0	
		检查管路有无血凝块	5	4	3	2	1～0	
		封管正确	5	4	3	2	1～0	
		妥善固定血液透析管路	5	4	3	2	1～0	
		用无菌纱布包裹血液透析置管,标注下机时间	5	4	3	2	1～0	
		观察患者生命体征	5	4	3	2	1～0	
		告知患者血液透析管路留置期间注意事项	5	4	3	2	1～0	
		仪器清洁到位	5	4	3	2	1～0	
操作后处置	15	整理床单位,妥善安置患者	5	4	3	2	1～0	
		规范处理用物	5	4	3	2	1～0	
		规范洗手,记录	5	4	3	2	1～0	
质量评价	5	沟通良好,关心患者,操作熟练、规范	5	4	3	2	1～0	
总分	100							

第6节 腹膜透析技术

一、目 的

将腹膜透析液灌入患者腹腔内，清除体内潴留的代谢废物，纠正电解质和酸碱失衡，超滤过多的水分。

二、评估内容

评估患者的病情、意识状态、配合程度。

三、操作前准备

1. 仪表准备

（1）衣帽整洁，符合操作要求。

（2）仪表大方，举止端庄。

（3）手卫生符合要求。

2. 环境准备

（1）操作前室内空气用紫外线或等离子空气消毒机消毒。

（2）病室内减少人员走动，关闭门窗、风扇及空调。

3. 用物准备

符合医嘱的腹膜透析液（要求温度 37 ～ 40℃）、碘伏帽、蓝夹子、一次性医用手套、免洗手消毒液、治疗车。

四、操作流程

腹膜透析技术操作流程（见图 15-6-1）：评估患者的病情、意识状态、配合程度→核对患者身份信息→协助患者取合适体位→取出短管，确保短管处于关闭状态→评估隧道口的皮肤情况→洗手→取出腹膜透析液并进行检查(检查温度、有效期、规格、浓度，有无渗漏，观察透析液是否浑浊，再次检查接口拉环、管路、出口塞)→悬挂透析液袋→将引流袋放在低位（脸盆或小桶中）→拉开接口拉环→取下短管上的碘伏帽→迅速将腹膜透析液的管路与短管相连，并拧紧，连接时短管朝下→打开短管上的白色旋钮开关，开始引流→观察引流液是否浑浊。

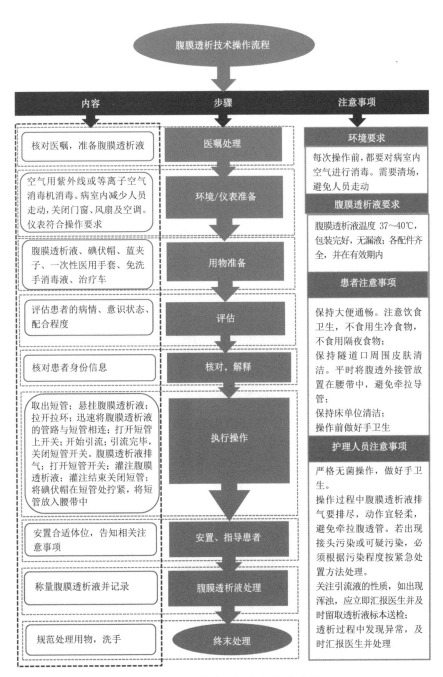

图 15-6-1　腹膜透析技术操作流程

引流完毕，关闭短管开关→用蓝夹子夹住出液的管道→将透析液袋口的绿色出口塞折断→轻轻打开蓝夹子，将入液管道内的空气排尽，关闭蓝夹子→打开短管开关，灌注腹膜透析液→灌注结束，关闭短管→将碘伏帽在短管处拧紧，短管放入腰带中→观察引流液的性质→协助患者取合适体位→准确称量腹膜透析液→记录→规范处理用物→规范洗手。

五、常见操作并发症及处理

腹膜透析技术常见操作并发症及处理见表 15-6-1。

表 15-6-1 腹膜透析技术常见操作并发症及处理

序号	名称	常见原因	预防及处理措施
1	短管污染	无菌操作不严格	严格无菌操作，避免触碰腹膜透析短管头部，一旦触碰，应及时更换腹膜透析短管
2	灌入或引流困难	（1）机械性梗阻，如夹子或连接装置的旋钮未打开，管路扭曲受压； （2）大网膜阻塞导管； （3）蛋白凝块、血块、纤维块阻塞导管； （4）充盈的膀胱或直肠压迫导管的末端； （5）腹膜粘连； （6）导管移位	（1）检查透析液输入或引流的管道是否受压、扭曲，夹子和旋钮是否打开。 （2）改变体位，增加活动。排空膀胱，保持大便通畅。 （3）如怀疑纤维素或血块堵塞导管，可使用尿激酶封管； （4）如导管移位，可行手法复位； （5）对于内科保守治疗无效者，可考虑手术处理
3	腹痛、腹胀	（1）操作时空气未排净，空气进入腹腔； （2）腹膜透析液过冷或过热； （3）入液速度过快，导致压力性疼痛	（1）管道应排尽空气，如不慎空气进入腹腔并出现不适，应指导患者采取膝胸卧位，使腹腔积气随透析液排出； （2）腹膜透析液的温度要控制在 37～40℃； （3）透析初期腹膜透析液从小剂量开始，将灌入液体和引流液体的速度减慢，可减轻不适感

续表

序号	名称	常见原因	预防及处理措施
4	腹膜炎	（1）未严格执行无菌技术操作规程； （2）腹透管路破损； （3）隧道口皮肤感染、损伤	（1）严格执行无菌技术操作规程； （2）操作前评估导管的完整性，如隧道口有红肿，应及时处理； （3）动作轻柔，避免牵拉腹透管路

六、评分标准

腹膜透析技术操作评分标准见表 15-6-2。

表 15-6-2　腹膜透析技术操作评分标准

项目	项目分值	操作要求	评分等级及分值					扣分
			A	B	C	D	E	
仪表	5	工作衣、帽、口罩穿戴整齐，规范洗手，戴口罩	5	4	3	2	1～0	
操作前准备	10	环境符合要求：空气消毒、关闭门窗、关闭空调风扇、清场	5	4	3	2	1～0	
		物品齐全； 检查腹膜透析液：外包装、有效期、浓度、温度（37～40℃），有无渗漏	5	4	3	2	1～0	
执行操作	70	核对患者相关信息，取合适体位；取出短管，确保短管处于关闭状态	5	4	3	2	1～0	
		评估患者隧道口的皮肤情况	5	4	3	2	1～0	
		规范洗手；检查接口拉环、管路、出口塞和透析液袋是否完好，透析液是否澄清、无杂质	5	4	3	2	1～0	
		悬挂透析液袋，将引流袋放低位于脸盆或小桶中，拉开接口拉环。取下短管上的碘伏帽，迅速将腹膜透析液的管路与短管相连，并拧紧，连接时短管应朝下，注意无菌操作	5	4	3	2	1～0	

续表

项目	项目分值	操作要求	评分等级及分值					扣分
			A	B	C	D	E	
执行操作	70	打开短管上的白色旋钮开关，开始引流；同时观察引流液是否浑浊	5	4	3	2	1～0	
		引流完毕，关闭短管开关	5	4	3	2	1～0	
		用蓝夹子夹住出液的管道	5	4	3	2	1～0	
		将透析液袋口的绿色出口塞折断	5	4	3	2	1～0	
		轻轻打开蓝夹子，将入液管道内的空气排尽，关闭蓝夹子	5	4	3	2	1～0	
		打开短管开关，灌注腹膜透析液	5	4	3	2	1～0	
		灌注结束，关闭短管	5	4	3	2	1～0	
		再用一个蓝夹子夹住入液管路	5	4	3	2	1～0	
		撕开碘伏帽的外包装，取出碘伏帽，检查帽盖内是否有海绵并浸润碘液，将碘伏帽在短管处拧紧，并将短管放入腰带中	5	4	3	2	1～0	
		观察引流液的性质，准确称量腹膜透析液，并记录	5	4	3	2	1～0	
操作后处置	5	规范处理用物，垃圾分类放置，洗手	5	4	3	2	1～0	
质量评价	10	严格执行查对制度，核对无误，且操作娴熟、规范	5	4	3	2	1～0	
		严格执行无菌技术操作规程，无污染	5	4	3	2	1～0	
总分	100							

缩写词表

（按英文字母排列）

缩写词	英文全称	中文全称
AED	automated external defibrillator	自动体外除颤仪
CPR	cardiopulmonary resuscitation	心肺复苏
CRRT	continuous renal replacement therapy	连续性肾脏替代治疗
CVC	Center venous catheter	中心静脉导管
CVP	central venous pressure	中心静脉压
ECMO	Extracorporeal membrane oxygenation	体外膜肺氧合
PDA	personal digital assistant	个人数字化助理
PICC	peripherally inserted central catheter	外周中心静脉导管
PiCCO	pulse indicating continuous cardiac output	脉搏指示连续心排血量